望闻问切在英伦

琳达 著

中国中医药出版社

·北京·

图书在版编目（CIP）数据

望闻问切在英伦 / 琳达著 . —北京：中国中医药出版社，
2017.4

ISBN 978-7-5132-4104-5

Ⅰ . ①望… Ⅱ . ①琳… Ⅲ . ①中国医药学－普及读物
Ⅳ . ① R2-49

中国版本图书馆 CIP 数据核字（2017）第 060980 号

中国中医药出版社出版

北京市朝阳区北三环东路 28 号易亨大厦 16 层
邮政编码 100013
传真 010 64405750
廊坊市晶艺印务有限公司印刷
各地新华书店经销

开本 880×1230 1/32 印张 7 字数 157 千字
2017 年 4 月第 1 版 2017 年 4 月第 1 次印刷
书号 ISBN 978 – 7 – 5132 – 4104 – 5

定价 39.00 元
网址 www.cptcm.com

如有印装质量问题请与本社出版部调换
版权专有 侵权必究

社长热线 010 64405720
购书热线 010 64065415 010 64065413
微信服务号 zgzyycbs

书店网址 csln.net/qksd/
官方微博 http：//e.weibo.com/cptcm
淘宝天猫网址 http：//zgzyycbs.tmall.com

序

作者是我的学生，她在众多学生中很是特别。12年前，她拜我为师。那时，她是一个在内科病房摸爬滚打了十年的主治医师，记得她对我说："王老，为什么我越做临床越找不到中医的感觉呢？"我不知道她说的感觉是什么，但我知道她是一个非常用功与用心的学生。每到我的出诊日，她都提前在诊室恭恭敬敬地等候我和病人；应诊时，我可以从她的眼神中看出她不仅仅是在抄方，而且在思考。她跟着先生去英国，我以为她的医师生涯就此完结，替她很是可惜。一年后回国探亲，学生兴奋地来感谢我，说她在英国找到了中医的感觉——真正的辨证论治，针药同用。

尽管作者在英国的行医经历只有短短两年，但是她能够向国外民众展现中医的神奇疗效，还将博大精深的中医文化寓于其中加以传播，真正实现了"道器结合"，这是难能可贵的，是值得赞许的，也是最令我感到欣慰的。作者对中医的执着与热爱，以及她在中医诊疗方面所达到的境界，已经在这部书稿中充分地展现出来。相信读者们在阅读过此书后，应该有所感，有所得，且受其意，得其益。

"夫医道者，以济世为良，以愈疾为善"。仁心仁术乃中医之魂，而无国界之分。吾信之，是为序。

王文友
2016 年 12 月 16 日

目　录

一、等不起的 NHS

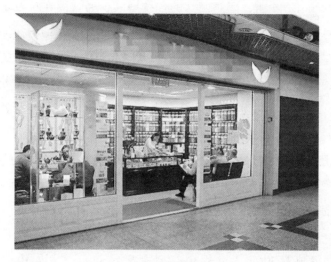

中医诊所

我按照中文报纸上刊登的中医师招聘广告，带上毕业证、学位证、执业医师证、职称证，到某中医公司应聘，接待我的人事经理看了我的证件，提了几个简单问题，递给我厚厚的一沓文件，包括员工守则、常见病中英文病名、常用英语等，我就顺利地被录用了。

在位于伦敦的诊所上班已经 1 周了，感觉来看病的人还是非常相信中医的。他们不会像国内患者那样拿着一堆西医检查单来吃中药，而只是简单地说自己哪里疼或是哪里不舒服，医生要做的就是通过望、闻、问、切四诊，充分掌握资料，进行辨证分析，然后运用所有中医治疗手段为患者施治，这正是我心目中的中医应该做的。没想到我从有着五千年中医传统的国家来到西方，却意外地找到了中医本来的感觉。

今天接诊了一位来自印度的女患者艾丽娜。透过丝绸制成的 Sari（纱丽，南亚妇女的传统服装，通常围在长及足踝的衬裙上，从腰部围到脚跟成筒裙状，然后将末端下摆披搭在左肩或右肩），我看到的是她微微隆起貌似怀孕 5 个月的腹部，单薄的身躯和一张萎黄的脸让我马上想到是孕期营养不良，但她告诉我她因为月经量多，长达 1 年余，预约家庭医生后，等待了大约半年，上个月才确诊患了"子宫肌瘤"，现在正等待 8 个月后的手术。此次月经色淡质稀，已经持续 1 月余，伴有乏力头晕、食欲不振等症状，舌质淡，舌苔薄白，脉细弱。我先予傅青主固本止崩汤加减。

熟地黄 30g	白术 30g	黄芪 10g	党参 10g
山药 15g	当归 15g	艾叶炭 10g	仙鹤草 30g

本方旨在补气摄血，养血调经；并在她的断红穴（手背第二三掌骨间）施以针刺及灸法，塞流止崩以治标。针灸治疗时，艾丽娜自觉有一股热气直窜至肘，并告诉我她感觉很舒服。我为她预约了下次的治疗，艾丽娜满意地离开了诊所。

我始终不明白看病怎么要等半年，手术为什么排在 8 个月之后，诊所经理看出了我的困惑，告诉我中医之所以在英国有市场的原因之一，与英国 NHS（National Health Service 国民卫生保健体系）的缺陷有关，很多人因为看病需要预约3个月以上，忍受不了病痛的折磨而选择看中医。我半信半疑，想起我们初到英国，到住址附近的GP（General Practitioner通用的家庭医师）处登记注册，接待我们的护士态度及其和蔼，仔细询问了我们的个人史和既往史，并做了基本的体检之后，给了我们NHS注册号，为我们指定了家庭医生，告诉我们身体有状况随时跟家庭医生联系，免费诊疗，只需付药品费用，如需急诊，救护车也是免费的。当时从诊所出来，真有上帝一般的感觉。

然而晚上发生的一件事，让我对英国国民卫生保健体系有了真正的认识。

下班回到家，儿子告诉我下午体育课踢足球，他作为守门员，扑球时手腕被球猛击了一下，用他的话说是"越来越疼，痛不可忍"。我轻轻扶着他的手腕，职业性地检查着：腕部无明显肿胀，有压痛并伴有功能活动障碍，虽然感觉不太像骨折，但也不太肯定，这时正好老公下班进门，我们决定去看急诊。

驱车十几分钟到了医院，进入急诊大厅，左侧是登记处，身穿护士装的和蔼老奶奶（之所以这么称呼，是因为她看上去60岁有余）为我们进行了登记：主要症状，发病时间，住址，联系电话及家庭医生的名字。老奶奶熟练地操作完电脑，微笑着对我儿子说："亲爱的，坐在后面的椅子上等吧。"

等待区并排放置了5排椅子，散坐着几位年龄各异的人：一对老夫妇，老太太显然是扭伤了脚，一脸痛苦的表情，老头拉着老太太的手，轻轻地抚摸着，好像要抚平老伴儿的伤痛；一位年轻妈妈，抱着一个6个月左右的宝宝，孩子满脸通红，不安地在母亲的怀中挣扎，像是发烧了；还有一个大小伙子，用左手托着右肘部，安静地坐在一位中年妇女身边。我们也在靠近窗边的位置坐下，环视四周，依次放置着书报架、自动售饮料机、自动售货机（薯片、巧克力等零食及纸巾），还有安装在墙上的自动手消毒机，以及醒目的注意手部消毒的公益广告。

时间一分一秒地过去，发烧的孩子已经在母亲怀中睡去，候诊区安静得能听得见孩子粗粗的呼吸声和偶尔从诊室里传来的呻吟声，随着一位年轻女士被护士送出诊室，扭伤脚的老奶奶终于被叫到了，大约过了半个小时，老奶奶又重新回到候诊区的座位上……等老奶奶的脚被包扎好走出急诊室的大门，已经是1个小时后了。

大家都在耐心地等待着。窗外开始飘起了雨丝，冬日的英国，一片云飘过就是一场雨。

急诊室的自动门打开了，一对中年夫妇扶着一位老者进了门，老人步履蹒跚，呼吸急促，表情很痛苦。我听到中年夫妇在登记处和护士说老人有心脏病病史，10分钟前突然感觉憋气，还有咳嗽吐痰。登记处的护士奶奶有条不紊地做了登记，照例是那句"请坐下等"，然后听到她打电话联系病人的家庭医生，询问患者病史和服药史，我观察这位老者像是急性心功能衰竭，肯定要优先就诊的，结果登记处的护士奶奶走过来客气地跟老人的家属说："现在急诊室正在抢救病人，没有多余的医生和床位，请稍等。"家属理解地点着头，老人也艰难地向护士奶奶笑了一下。我突然感到很震惊！在国内，急诊来了急性心衰的患者，就是没有床位，也要就近迅速让患者平卧，并快速建立静脉通道，开展抢救，怎是一个"等"字了得？！

发烧的宝宝很快就被妈妈抱了出来，显然没有化验也没有输液，正好孩子的爸爸来接，听到孩子妈妈说大夫让回家用冰袋冷敷。

扶着胳膊的小伙子也打着石膏出来了，终于轮到我们，我一看表，从我们进来登记已经过去4个小时了，经过了初步检查及X线摄片诊断，儿子被诊断为手腕关节软组织损伤，护士用了1条三角巾进行患肢悬吊制动，并告诉我如疼痛严重可以服用止痛剂。

从诊室出来，发现候诊区又坐了几位新病人，而那位急性心衰的老者，仍然在等。他的呼吸更加急促，脸色也已经变成酱紫色，护士奶奶还在对家属说"Sorry（对不起）"，还在解释没有空闲的医生可以接诊，家属还是理解地点头，其余的候诊者也都木然地看着这一切。

离开医院，我的心像深冬的天气一样寒冷，我不知道那位老者是否能等到今晚的急救，是否能熬过这寒冷的冬夜，是否能看到明天的曙光……

我突然明白了：这就是中医之所以在英国生存的根本——用纯粹的自然疗法，解除患者的痛苦，不用等！

二、"联合国"诊所

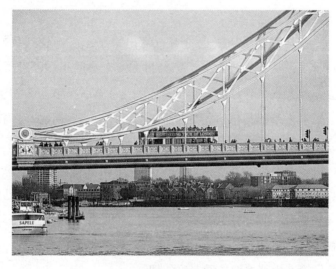

伦敦风景

在伦敦，绝不能仅仅从皮肤颜色判断一个人的国籍，因为英国是个多种族聚集的地方，而伦敦更是如此。

今天的诊所俨然是个"联合国"。一上班，发现一位妈妈推着童车在诊所门外探头探脑，经理连忙把她请进门。这位妈妈金发碧眼，身材高挑，要不是过于"丰满"，绝对是个超级美女！童车里，身穿粉色小棉衣的宝宝熟睡着，粉嘟嘟的小脸上带着笑容，嘴里叼着的卡通奶嘴还在被她不停吸吮着。"我想买一些减肥的茶。"美女指着盒装的某品牌减肥茶，用生硬的英语说。交谈中得知，美女名叫安娜，来自立陶宛，以前是模特，生孩子之后，体重增加了 20kg，成了现在这个样子。她听说中国有一种减肥茶很有效，打算试一试。我通过问诊和舌脉，得知她月经前后不定期，经量少有血块，白带量多，清稀如涕，大便溏，晚间睡眠不实，白天困倦乏力，周身沉重，食纳尚佳。查其舌质淡，舌苔白，脉濡缓。安娜属于脾虚湿盛，带脉失约，湿浊下注之证。记得我的恩师王文友曾经在临床以健脾疏肝、化湿止带为法治疗此类肥胖颇为有效，我决定先以傅青主完带汤为主方加减。

白术 30g　山药 30g　党参 6g　白芍 15g　车前子^{包煎}9g

苍术 9g　甘草 3g　芡实 10g　黑芥穗 3g　柴胡 3g

因其食欲佳，故减去原方中醒脾开胃之陈皮，易芡实以增加止带之功。我告诉安娜，这个方子是针对她的病情制定的，我将通过对她全身机能的调理帮助她减轻体重。她要做的就是坚持服药，控制饮食，加强运动。

安娜很满意，预约了下周的就诊时间。她一边好奇地看着我和经理一起为她抓草药，一边笑着说，如果她减肥有效，圣诞节后她会带来一个妈妈减肥团。这时，童车里传来小小的呻吟声——宝宝醒了。安娜从保温包里拿出奶瓶，塞进宝宝嘴里，宝宝停止了哭闹，乖乖地吸吮着。宝宝长着一头卷曲的金发，大大的蓝色眼睛，长长的睫毛上还沾着泪珠，晶莹剔透的，更透出娇嫩。安娜掀开宝宝的被子，我发现孩子的个子已经很大了，但是双腿却像个婴儿一样蜷曲着。我问安娜孩子的年龄，得知已经2岁了，名叫瓦婕莲娜，俄文的意思是健康。因为孩子出生时有窒息，到现在也不会走路。医院说没有办法，只能等长大做人工辅助肢体了。一缕愁容掠过安娜清秀的面颊。"我可以帮助你！"我脱口而出。孩子的腿痿软无力，舌质淡，舌苔薄白，指纹色淡。这种病在中医属于五迟五软范畴，我给孩子开了六味地黄汤，并给她做了按摩。我告诉安娜：5岁以下的患儿经过服药和按摩还是有希望恢复一定的功能的，我把一些简单按摩手法和饮食起居，以及服汤药的注意事项告诉了安娜。

送走了母女，诊所的门还没有关上，一位矮个子黑褐色皮肤的小伙子吃力地搀着一位大汉闯进来，嘴里不停地喊着"Help（救命）！ Help（救命）！"原来这位叫埃姆雷的健壮小伙子来自土耳其，在自家开的杂货店里搬东西时扭伤了腰，搀扶他的是他的弟弟，杂货店就在我们诊所附近。埃姆雷打电话给家庭医生，得知需要预约到3天之后才能就诊，他实在疼痛难耐，就到我们诊所来了。我给埃姆雷进行了检查，诊断为急性腰扭伤，我在闪腰穴、阿是穴、腰阳关、委中、昆仑、后溪等穴位用泻法进行针刺，留针10分钟。结束了治疗，我告诉埃姆雷可以回家了，他将信将疑地看着我问："Are you sure（你确信）？"我点点头。只见他扶着腰，小心地往床下挪，脚踩地后，又试着走了几步，随即做了一个滑稽的扭腰动作，突然对我说："你用的是魔法吗？你的针里面有什么药？"我拿出一根银针告诉他，"这就是一只金属针，没有任何其他东西，我只是扎在了你的穴位上，气血通了，自然就不疼了。"埃姆雷不停地喊着"Magic（神奇）！ Magic（神奇）！"和弟弟兴高采烈地走了。

忙了一整天，快要关店门的时候，进来一位身着印巴传统服饰的中年女人，领着一个七八岁大的女孩子，我问她是否需要帮助，她的回答结结巴巴。从她的肢体动作及有限的几个英文单词中，我猜出她的病痛了——少腹疼痛。我转向那个小女孩，问她是否可以帮妈妈翻译，她懂事地点点头，于是像接力棒一样的问诊开始了。我用英语对小女孩说，小女孩再把我的话译成乌尔都语告诉妈妈，然后再把她妈妈说的话翻译给我。问到月经，小女孩显然没有听说过，但是妈妈很快明白了我的意思。从问诊中得知：她叫柯吉娅，今年34 岁，全家从巴基斯坦移民英国。从 18 岁到 27 岁，她连续生了 6 个孩子，这个女孩是她最小的孩子，今年 7 岁。她的老公还想再要几个孩子，但是柯吉娅再没有怀过孕。最近她感觉少腹疼痛伴有腰酸，尤其是月经前后，少腹痛不可忍，带下不多，但色黄而臭秽，月经周期尚准，经量少，经色黯，行经期 8 天。她面色晦暗，肌肤乏润，舌质黯，舌尖和舌边有点状瘀斑，舌苔薄白，脉涩。我把柯吉娅扶上检查床，发现她光着脚穿着一双薄底的鞋子，她的双侧少腹压痛明显。我想起《诸病源候论·妇人杂病诸候》所云："月经痞涩不通，或产后余秽未尽，因而乘风取凉，为风冷所乘，血得冷则为瘀血也。瘀血在内，则时时体热面黄。瘀久不消，则为积聚瘕也。"古人深刻地描述了盆腔炎的病因、症状及炎症的形成。考虑到柯吉娅即将行经，我决定先治其标，以桂枝茯苓丸加减行气活血、止痛散结。

桂枝 10g	茯苓 20g	丹皮 15g	桃仁 15g
赤芍 15g	白芍 15g	玄胡 10g	蒲公英 30g
败酱草 30g	丹参 20g	酒大黄 6g	甘草 5g

　　抓好药后，我特意嘱咐柯吉娅治疗期间要注意保暖，忌劳累。女孩将我的话翻译给她之后，柯吉娅感激地向我点头，但眼神中分明掠过一丝无奈。

三、肖恩的中国情

　　88 岁的肖恩老人可以算是我患者中第一位地道的英国人，是土生土长的伦敦人。他在进门跟我打招呼的同时，向我敬了一个标准的军礼。我的第一直觉告诉我：他是退伍军人。看到他的胸前带着纪念阵亡将士的罂粟花，就更加证实了这一点。

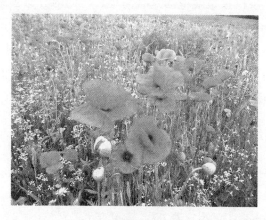

罂粟花

　　11 月的英国，细雨、寒风中有红色在跳跃，那就是无处不在的闪烁在英国几乎所有公共场所，以及人们胸前的罂粟花。从 1931 年开始，加拿大、美国、英国及英联邦的其他国家陆续通过每年的 11 月 11 日为 Remembrance Day（国殇日）的决议，同时选定罂粟花作为纪念阵亡将士的鲜花。整整一个月，整个英国都为在第一次世界大战后英国历次所有不同战争中为国捐躯的军人们举行大规模的哀悼纪念活动，小小红花点缀下的英国，充满悲情和浪漫。

肖恩身着褪了色的深蓝色西装，胸前除了那只小小的罂粟花，还别着两枚勋章。他的身材消瘦，微微驼背，走路稍稍有些跛。他告诉我，他得的是关节炎，每天他都疼得无法忍受，要吃大把的止痛药才能入睡，家庭医生现在能做的就是不停地给他开止痛药，还有就是让他自己决定是否同意置换人工关节。肖恩说："我不希望我身体里有金属的东西，我死的时候应该是完整的。"从老人脸上凝重的表情可以看出，他的病痛不仅仅是他说的这么简单，他的内心似乎深埋着巨大的隐痛。我给肖恩做了检查：他的大小关节都已经变形，右膝关节肿痛明显，老人舌质黯淡，舌苔薄白，脉象沉细，一派久痹正虚之象。我确立了养血益气，培补肝肾的治疗方法。以独活寄生汤为主方内服：

独活 10g	桑寄生 10g	杜仲 10g	牛膝 10g
党参 10g	细辛 3g	秦艽 6g	茯苓 6g
肉桂 6g	防风 10g	川芎 10g	当归 6g
芍药 6g	生地黄 6g	甘草 6g	

外用活血止痛、化瘀通络的草药让他进行湿热敷，同时进行针灸治疗。我把老人请进治疗室，给他扎上针，告诉他要留针 20 分钟，"想听听中国音乐吗？"我轻声问老人。"好吧，你能陪我聊聊天吗？我对中国人有感情！"在悠扬的《渔舟唱晚》的古筝声中，老兵肖恩慢慢地给我讲述起那段黑暗的日子：

1939 年，20 岁的肖恩告别了美丽的未婚妻，从伦敦应征入伍，成为英国皇家陆军的一名司机。1941年12月，日军大举进攻新加坡。1942年1月下旬，肖恩作为增援部队的一员被送往新加坡，还没有来得及上前线的肖恩，在1942年2月新加坡陷落时，连同他所在的整个部队都成了日军俘虏。为了羞辱这些战俘，日军举行了独特的受降仪式：让数万名战俘站在道路的两侧迎接高奏凯歌的日军进城，但这仅仅是屈辱的开始。之后，肖恩被送到缅甸的战俘营修建"死亡铁路"，直到1945年8月日本投降。他形容3年半战俘营的生活，是人间地狱、是一场不堪回首的噩梦。衣不蔽体、食不果腹的战俘们，每天在日军的皮鞭下连续十几个小时地干活，无数像他一样的年轻战友，在战俘营被折磨而死。而他本人，在一次外出时，因为扛着沉重的铁铲和铁锤，没有办法攀爬峭壁而掉进水里，他惊慌得大叫，领队的日军只是回头看了他一眼，抛下一个鄙视的眼神就扬长而去了。水里的他渐渐失去了知觉，突然有人揪住了他的脖子，把他从水中拖出来。那是两个中国苦力，他们背着肖恩走出了丛林，放在战俘营外面。不知道过了多长时间肖恩才真正醒来，他无从知道那两个人的姓名，但他知道没有这两位冒死相救的中国人，自己可能已经不在人世了。

　　肖恩说："我之所以能够活下来就是因为我想见到我的亲人、我的爱人，还有救我的人，可是当我回到伦敦，我的妈妈告诉我，我的未婚妻在德军轰炸伦敦时永远地离开我们了。我彻底绝望了，我想到了死。"肖恩老人因为激动而微微颤抖，我帮他起了针，扶他坐起来，我不知怎样安慰老人，只是对他说："上帝会保佑您的！"我问他治疗后的感受，肖恩不停地说着"Nice, Thank you（很好，谢谢）！"我告诉他，因为病程太久，希望他能每周过来治疗1次，我会根据症状给他调整用药和治疗穴位。"治疗一段时间之后，我会和该死的止痛药告别了！"肖恩迫不及待地插话道。我点点头，把内服草药、外敷草药做好标记，分别装在袋子里，递给他，对他说"也许味道不太好，但是对您会有帮助！"肖恩哈哈大笑起来，说："放心吧，我什么味道都尝试过！"

目送着肖恩的背影，我的心被一种悲壮的气氛笼罩着。战争对我来说，是陌生的，而对于老兵肖恩这一辈经历者，始终是一场刻骨铭心的噩梦。也许我无法医治他心灵的创伤，但我可以用中医让他减少一些病痛的折磨。

我想，下班的路上，我也会买一朵小小的火红的罂粟花，虽然这场战争与我无关，但是人性与人情是相通的。在战争中逝去的所有生命都是一样的，无论国籍是哪里，无论地位是否显赫，任何生命因人类自身挑起的战争而丧生都是不幸的，都是值得纪念的，被纪念远比被忘却要好得多。

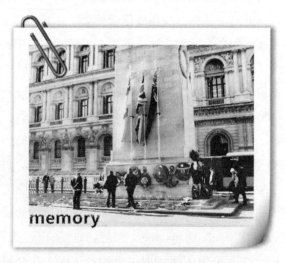

罂粟花环锦簇的英国国家战争纪念碑

四、我会回来的

"如果一个人的存在，能让与其相处的人，由衷感到骄傲和卓越，安心和温暖；如果一个人会用心微笑，用心体会别人的苦难，用心去给予，而不在乎所得，那么这个人，才是最幸福快乐的。"

晚上记日记时，突然冒出这么几句富有哲理的话，其实也是有感而发呀。

伦敦今天的交通状况不错，我第一个进了诊所。紧跟着我进门的是一位典型的非洲裔女性，她身材魁梧，穿一身牛仔装，黑色的皮肤有些晦暗，卷曲的头发紧贴着头皮，嘴唇厚厚的，一双大眼睛黑白分明。"Hello（你好）！"我微笑着跟她打着招呼，她没有回应，而是用傲慢的眼神越过我，环视着诊所。"您需要帮助吗？"我再次微笑着问她。她一屁股坐在候诊椅上，连看也不看我一眼。这时，经理进了门，"Hi，Rose（你好，罗斯）！"经理很客气地跟她打招呼，看来是位老病人。这位叫罗斯的姑娘开始大声问经理："原来的大夫哪里去了？我在这里治疗两年了，你们总说我可以怀孕，为什么我到现在还没有怀上宝宝？我那么多的钱都给你们了！她是大夫吗？难道要把我交给这个人吗？"她轻蔑地斜视了我一眼，因为激动，她的声音有些颤抖。诊所经理给我使了个眼色，对我说："这个病人很难缠，你要是看不了我就让她走。"我想都没想，说："您把病历找出来，我试试。"

翻着罗斯厚厚的病历，她的病情和前三任大夫的治疗方法我也基本明白了：罗斯5年前曾经做过1次人工流产，之后月经周期逐渐紊乱，3年前结婚，至今没有怀孕。两年来一直在诊所进行针灸治疗，间断服过半年左右汤药，用的是补益肝肾法。我抬起头，还是微笑着对罗斯说："如果你相信我，我可以帮助你。"罗斯点了点头，眼神中依旧写着傲慢。经过问诊，我了解到她现在的症状是：月经前后不定期，行经腹痛，经色暗，有血块，经量中等，行经期5天，神倦多梦，时有头晕耳鸣。她的舌质暗，舌苔白微腻，脉弦稍数。她给我看了2个月前她和丈夫在医院的检查单，一切正常。号过脉，我问罗斯："是不是经常爱着急，是不是月经前乳房胀痛？是不是两胁满闷爱打嗝？是不是有时觉得叹口气很舒服？"罗斯惊愕地看着我，我知道我说对了。于是我以权威的口气对她说："相信我，但要配合我。第一，要按时、准确测量基础体温；第二，要坚持服用汤药，并进行针灸治疗；第三，要放松精神，多想一些高兴的事。"我按照肝郁脾虚、冲任不调论治，以逍遥散加减。

柴胡 15g 当归 15g 白芍 15g 白术 15g 茯苓 15g
薄荷 6g 醋香附 15g 郁金 10g 玫瑰花 10g 炙甘草 6g

我没有像前任大夫那样为她全身扎满针，而是在曲池、合谷、足三里、阳陵泉、三阴交几个调理气血的穴位留了针。

罗斯走的时候，我正在给另一位患者做治疗。后来经理对我说，她今天感觉不错，决定继续接受我的治疗，并请经理转达她对我的谢意。这个病人是个法籍尼日利亚裔护士，因为她的脾气很不好，诊所的几任大夫对她都很反感，都不愿意给她治疗，可她偏偏又是一位执着的患者。我告诉经理："我不会放弃任何一个病人，不管她是否刁蛮，因为她是病人。"

　　正说着，朱利安走进诊所，这是他第 2 次进诊所了。记得第 1 次来的时候，他问了我很多关于中医的问题，诸如中医是依靠什么做出诊断的，中医对疾病是怎样认识的，中药是否安全等等。我想对一位年近 70 岁的西方人士讲解中医理论有些不现实，就给他举了例子。我说："比如结肠炎，西医会通过肠镜发现局部黏膜充血、糜烂、溃疡等，认为炎症的原因是由于某种细菌引起的，于是会给患者服用抗生素，但是大部分患者服药时好了，药一停又犯。反反复复，十分痛苦。而中医理论认为，炎症只是一个结果，是人体内外环境发生某种失衡引起的。问题表现在结肠，但原因可能在脾胃。问题表现在局部，但原因可能在整体——这是对病情因果关系的一种整体论观点。在治疗上，只要调节好平衡，即调节好阴阳、寒热、虚实等的平衡，炎症自然就消失了。中医会用最自然的植物相互配伍，调整人体平衡，内在平衡恢复了，疾病也就痊愈了。"当时，朱利安若有所思地跟我道了谢，说了一句"I will be back（我会回来的）。"

　　原来，朱利安是一位退休的家庭医生，结肠炎困扰了他30 多年。用他的话说，他是可怜的小白鼠，几乎所有的抗生素他都服用过，但是顽固的腹泻却从没有停止。因为这个病，他不敢去度假，不敢去在视线中看不到卫生间的地方。今年是他和太太的金婚纪念日，他想利用圣诞假期带太太去巴黎，听了我给他讲的"中医结肠炎理论"，他相信中医可以"Save（拯救）"他。

朱利安刻下症见：大便稀溏，每日 5～10 次，甚则脱肛，食欲不振，自汗口渴，体倦肢软，舌质淡，舌苔薄白，脉大而虚。我以补中益气、升阳举陷之补中益气汤原方为他配了 1 周药。

黄芪 15g　党参 15g　白术 10g　炙甘草 10g　当归 10g

陈皮 6g　　升麻 6g　　柴胡 10g　生姜 10g　　大枣 6 枚

我告诉他服药期间要忌食煎炸油腻食物，要忌酒。朱利安点点头，还不忘玩一下英国式的幽默：他打开草药包，抓出一把药假装往嘴里放，还发出哞哞的牛叫声。经理看他高兴，就对朱利安说："大夫说你需要 1～2 个月的治疗，你今天把钱全都交了吧！"朱利安收起笑容，很认真地说："如果有效，我下周一定把钱交齐！"

这里有必要做个解释：英国的中医诊所大多实行"疗程预约制"，即对慢性病人，一般一次性收取 1～2 个疗程的费用，也就是 4～8 周草药和针灸的钱。如果患者一次性交齐，可以获得一定折扣，对诊所来说，可以提高收益。

五、当中医遇上魔法

最近我对风靡全球的电影《加勒比海盗》非常感兴趣，因为片中所讲的故事发生在传说中海盗最活跃的 Caribbean Sea（加勒比海）——位于北美洲东南部那片神秘的海域，碧海蓝天，阳光明媚，水晶般清澈的海面，有着魔幻般的魅力。由 Johnny Depp 出演的 Jack Sparrow 船长无论陷入什么绝境，都表现出放荡不羁、沉着机智、诙谐自在的性格，对谁都有着巨大的吸引力！影片的主题曲《He's Pirate（他是海盗）》那荡气回肠的旋律时常在我心中激荡。

周末应该是诊室最繁忙的时候，但今天预约本登记的却只有1位病人。看来圣诞前夕的人们，心中装着温暖的家，已经暂时忘却了病痛。大家抽空一起布置诊所：插上一棵圣诞树，装上彩灯，挂上铃铛……深吸一口气，空气中忽然有了圣诞的味道。

一种陌生而又熟悉的声音渐渐传来，像是《加勒比海盗》的主题曲，但是仔细倾听却没有现代乐器的音调，分明有着明显的鼓点节奏，如同旷野里大自然的吟唱。我推开诊所大门，只见斜对面的街心花园里有3名威猛强悍的男子：深褐色的脸膛，黑黑的、粗粗的头发，长长的束在脑后，一条暗红色的由粗线编织成的发带系在额头，上面古朴的图案，像是图腾；每人一件厚厚的披风，无袖，只遮住后背和前胸，披风的边缘，各色的流苏自由地绽放着；他们浑身插着羽毛，只是下身穿的牛仔裤，显示着与现代生活方式的交融。而这天籁之音就是从他们那里发出的。

我不由得往前走去，发现他们面前的乐器，除了一面独特的看不出是木还是骨制作的大鼓以外，其他的都是一些小东西。小伙子们手握不同乐器，跳动着，击打出震撼人心灵的节奏。其中的一位，用一个由高低不同的木管排成的吹奏乐器吹出鸣咽的声音，和着那强悍的敲击鼓点，形成了婉转的旋律。他们边击鼓边唱歌，嗓音高亢嘹亮。明艳的服饰和豪放的音乐，吸引了众多各种肤色的人们向他们聚拢……

我正聚精会神地看着，却被诊所经理拉回店里。"我叫帕库娜。你叫什么名字？"一位身材高大、古铜色皮肤的女性，一边和我打着招呼，一边不时随着音乐声扭动身体。她的衣着明显与我见过的其他族裔的人不同，特别是黑红色图案的头巾，看似随意地包着头，大大的耳环和石质的项链非常显眼。已是隆冬，她却身着宽松的布制绣花裙，光脚穿着一双精致的草编鞋。"你好，我叫琳达。"我握住她伸过来的又大又厚的手。"我有一些私人问题要跟你谈。"帕库娜神秘地对我说。

我把帕库娜请进诊室，她凑近我，压低了声音："我们全家来自加勒比海，我们的祖先是印第安人。我们也会用一些草药来治病，但是这次我们是被魔法困住了，草药没有办法，你能帮助我们吗？"我从来没有遇到过这种病人，只好问她："那么，你哪里不舒服呢？"帕库娜站起来，更加凑近我，表情痛苦地说:"我从这里一直到这里、这里都疼",她边说边指着自己的右大腿后侧,同时蹬掉草鞋,揉捏着右脚四五趾。"一到夜里疼得睡不着,是一跳一跳地疼,不能咳嗽,不能呼吸。遇到下雨会更疼……我知道我被黑魔法控制了……"她不停地说着。我初步断定帕库娜患的是原发性坐骨神经痛,发病已有1个多月。综合舌脉和其他症状辨证,应属风寒湿痹。我告诉她我会为她进行针灸和草药治疗,她似懂非懂,但很听话地上了治疗床。我取出5寸毫针,在她的环跳穴略向下方斜刺提插,帕库娜突然大叫:"噢,天哪!我的腿被电到了!窜到我的脚了!"我知道这是得气的表现。我一边让帕库娜慢慢移动右腿,一边问她感觉,直到她说她觉得疼痛减轻时,起了针,我又在她的风市、阳陵泉、飞扬、昆仑、绝骨、太冲穴施针,留针20分钟后,我把帕库娜扶下床,把配好的草药袋子递给她,告诉她湿热敷的方法,预约了明天的就诊时间,帕库娜踩着从对面花园传来的乐曲旋律扭动着身体出了门。

诊所重新被那神秘的音乐包围着。我坐在窗前,悉心地聆听着,那声音渗透到心灵,不知不觉,夕阳的余晖伴随着流转的曼妙音符洒进店堂……

"琳达,琳达!"诊所门倏然被打开,音乐声和帕库娜的喊声一同冲进来,跟在他身后的,还有一位跟她打扮极为相似的小伙子——同样质地和花色的衣裤代替了长裙,花头巾换成了草帽。我一站起来,帕库娜就给了我一个热烈的拥抱。"我好多了!你的魔法胜利了!我儿子纳坦。"她喊着,把小伙子推到我跟前。小伙子有些羞涩,帕库娜"嗖"地撩起纳坦的裤腿儿——两条满是皮损的腿出现在我的眼前：米粒大小的红色丘疹水泡融合成片，黄色的渗出物、褐色的血痂，从膝盖到脚踝没有一块好皮肤——是湿疹。"为什么这么严重才治疗呢？"我抬头问纳坦，纳坦却一脸茫然地看着他的母亲。"是魔法，魔法闹的，我们点燃草药熏，没有用。魔法啊！"帕库娜心疼地看着儿子。纳坦自觉瘙痒甚，燥热口渴，大便干，数日一行，小便黄，舌苔黄腻，脉弦滑数。应属湿热内蕴。我以清热疏风祛湿兼通便的方子让他内服。

生石膏 15g	金银花 15g	菊花 10g	车前草[包煎]10g
白茅根 20g	黄芩 10g	赤芍 10g	瓜蒌 15g
枳实 6g	地肤子[包煎]10g	木瓜 10g	

又开了马齿苋让他煎水湿敷。同时告诉他要注意饮食清淡。送母子俩出门时，我顺便问他们知不知道那些音乐家是哪里来的，帕库娜说谢谢我能把他们称作音乐家——3 个小伙子原来是他们的朋友，也是来自加勒比海的印第安后裔。每年圣诞节前，他们都会到欧洲不同的城市演出，顺便卖一些自己刻录的 CD，"你知道，我们有自己的文化、自己的信仰，但是我们就像沙滩中的一粒沙。"帕库娜露出深沉的表情。我庆幸我没有给母子俩人灌输中医学理论，魔法致病和治病论同样是他们的文化！

帕库娜和儿子朝音乐响起的地方走去，电影中那片神秘的海域似乎离我更近了。而我，深深地被这几个印第安青年感动了：他们固守在印第安文化的这个小小的堡垒里，向欧洲、向世界传播着自己民族的文化精髓。而我作为中医人，同样承担着坚守中医、保护中医、发扬中医、传承中医的使命。中医不仅是我们祖国传统文化的瑰宝，也是世界科学史上一颗璀璨的明珠。

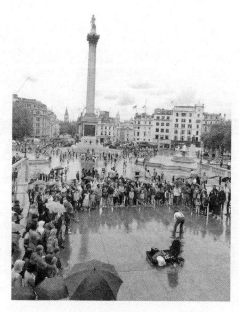

街头艺人

六、温馨圣诞情

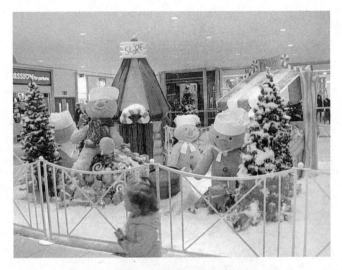

随处可见的的圣诞装饰

今天是 Christmas Eve（平安夜），就像我们中国的大年三十。走在街上的人们少了些平时的匆忙，多了些节日的悠闲和喜庆。昨天诊所经理告诉我今天是半日工作，圣诞节可以休息两天。一路上我都在心中罗列下班时要去采购的物品清单，因为圣诞假日的两天所有超市和大部分餐厅关门歇业，如果不提前备足吃食，过节可真要饿肚子了！

约诊本上第一位病人是肖恩，今天是他的第 7 次治疗，每次他都在 11 点踩着不远处教堂的钟声准时进门，之后依然是向我敬一个标准军礼。经过治疗，老人变形的关节已经逐渐消肿，而且完全不再服用止痛剂了，用他的话说，他现在非常好，就等着女王给他来信了（英国女王每年都会给百岁以上的老人发祝贺信）。每次留针期间，如果我不忙都会陪肖恩聊天，他再也没有提起过那可怕的战争，更多的是给我讲伦敦的历史。

教堂的钟声敲响了 11 下，肖恩抱着一个包装精美的盒子进了门。"Merry Christmas（圣诞快乐）！"我们几乎同时互相祝贺，肖恩把盒子递给我说："送给美丽的医生！"我打开，是手工打造的各种形状的巧克力，特有的浓香在我面前弥漫，我拿起一块儿放进嘴里，对肖恩说："谢谢，但愿这一盒吃完我不会变胖！"肖恩大笑着进了诊室……

治疗结束，跟肖恩道别，邮差推门而入，他举着厚厚一摞信封，五颜六色的，煞是好看。"都是琳达的。"邮差那福尔摩斯似的小胡子翘翘的，笑着对我说。现代化的英国一直保留着这古老而浪漫的交流方式——遍布伦敦街头的红色邮筒，背着红色邮包的健步如飞的邮差。让我不禁想起了多年前与家人和朋友间曾通过书信与贺卡传达彼此情意的情景，而这一切对于现在的我们来说似乎已经年代久远了。现在人们很少写信，贺卡也少了，电子邮件和手机取而代之，成为新的沟通工具，世界的距离缩短了，但总觉得少了一些温情。

我拆开第一个信封：粉红色的信封中装着一张淡紫色的贺卡，上面画着一个七八个月大的婴儿，穿着藕荷色的婴儿装。嫩红的小脸蛋儿，圆嘟嘟的，头上一撮柔柔的金发。

婴儿跪在那里，双手合十，微仰着头，仿佛在做虔诚的祈祷——是罗斯寄来的。我的眼睛有些湿润起来，想不到那粗犷豪放的非洲女子竟有这般柔情！我知道，罗斯在祈祷，祈祷有那么一天，天使一般的小生命会降临到她的身边……

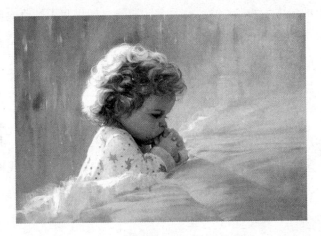

罗斯送的贺卡

打开第二个信封，居然掉出一张支票：签字是朱利安。里面还有一张小小的贺卡，上面写着："琳达，圣诞快乐！今天是我交疗程费的日子，我和妻子在法国度假，因为我可以不依赖卫生间了，所以我们决定多玩几天，谢谢您！"支票上签写的是上次经理跟他谈的一个疗程的费用。我把支票交给经理，她瞪大了眼睛，说："只有对大夫极端信任的病人才会这样做啊！"（注：在英国，个人银行账户都可以申请一本支票簿，写上收款单位、金额、签上字，交给收款人，收款人到银行把支票存在自己的账户上就可以了。近年来因为银行卡使用方便，支票在年轻人中已经很少使用，但部分老年

人仍习惯用支票支付费用）

　　安娜的贺卡是一张充满立陶宛风情的明信片：身着民族服装的人们在草原上载歌载舞。安娜说她已经回国过圣诞了，回英国时会组织妈妈减肥团来诊所。前几天她来治疗时，已经成功减肥 6 磅，感觉身体很轻松，她的女儿瓦婕莲娜也长胖了，治疗后肢体不再那么僵硬了。

　　土耳其的埃姆雷最有意思，贺卡是他自己做的———一张埃姆雷和妻子抱着宝贝儿子的照片，背景是伊斯坦布尔著名的索菲亚大教堂。下面一行小字写道："我店里有数不尽的贺卡，但只有这张能够表达我对您的感激：您带给我们全家健康和幸福！祝琳达圣诞快乐！"看到照片上那个笑靥如花的小男孩，我想起在埃姆雷治疗腰扭伤后的第 2 周，他和妻子抱来一个结实的小男孩，是他的宝贝儿子，刚刚 7 个月，健壮得像 1 岁多的孩子。孩子全身长满了湿疹，我检查之后给他开了内服和外洗的汤药，又给他们讲了一些婴儿饮食和生活起居方面的注意事项。上周复诊时，孩子的湿疹已经没有了渗出液，因为瘙痒减轻，孩子睡觉也踏实多了。

　　玫瑰色的信封，玫瑰色的贺卡，散发着玫瑰的芳香："圣诞快乐！阿历克斯。"噢，是那位保加利亚的建筑工人，目前正在伦敦 2012 年奥运场馆工地打工。那天快下班时，阿历克斯走进诊所，他的症状很简单：头部出汗，伴随症状还有睡眠不实，口渴思凉，食欲不振，心烦，小便黄。只见他面红唇赤，舌边尖红，舌苔薄黄，脉弦数。我的脑海中突然显现出张仲景《伤寒论》所云："阳明病下之，其外有热，手足温，不结胸，心中懊侬，饥不能食，但头汗出者，栀子豉汤主之。"我的老师王文友经常告诫我：只要辨证准确，就要大胆使用经方，但见一证便是。阿历克斯心火偏旺，热郁于上，发为头汗。于是我决定用栀子豉汤清其胸中之邪热。治疗后的第3天，阿历克斯打来电话说他的症状已经完全消失了，说非常感谢我，回国休假时一定给我带来他们国家最好的礼物——玫瑰花提炼的香水。

我把所有贺卡小心地整理好，感觉心里暖暖的。记得有谁曾经说过：圣诞节收到礼物，就说明有人把你记在了心里。身临其境地在英国过圣诞节，感觉英国人内心的感情是非常丰富的，对于帮助过他们的人，他们会以自己的方式来表达谢意，尽管他们大多数人看上去矜持而冷漠。

关上诊所大门，走进伦敦古老的街道，就被浓浓的圣诞气氛包围了。不说街道两旁大大小小店铺里铺天盖地的圣诞礼品和装饰，就是走在大街上，不知从哪里传出的欢快圣诞歌曲，让人不由得调整步伐，跟上乐曲的节奏，仿佛进入了那个充满喜悦、幻境的世界，好像圣诞老人就要叮叮当当地降落到这里……

七、阳光与沙滩的向往

　　早上迟迟不亮的天色，下午提早降临的黑夜，从早到晚一贯的阴霾灰暗，这便是英国的冬天。虽然没有刺骨凛冽的寒风，但岛国的湿冷却着实让人难以忍受——难怪英国人见面爱谈论天气。这样阴冷多雨的冬天，也让我无比怀念国内充满阳光的日子。

　　圣诞节过后的第一位病人西西莉亚，是在节前预约的，电话中她说自己工作非常紧张，想做一些针灸的放松治疗。接电话时我感觉她一定是位很有品位的女性，因为她说话及其严谨而有礼貌。

　　10点半，西西莉亚准点走进诊所。她身着黑色职业装，高挑的身材，一双眼睛大而乌黑，头发整齐地拢在脑后，用一只素色的发卡别成一个发髻。她的肤色，介于黄色、棕色与黑色之间，面色晦暗少泽，两颧部隐约可见深色斑块。在病历资料职业一栏中，她填的是律师。问诊得知：43岁的她工作在一家国际律师事务所，常年在外奔波，压力非常大，失眠已经困扰了她20年，还伴有严重的便秘。她的月经错后，经量少，经前乳房胀痛，经期头疼，时感腰膝酸软，口干喜饮。查其舌质红有裂纹，少苔，脉沉细。西西莉亚说，她长年服用安眠药和通便药，并且经常做一些西式按摩来放松紧张的神经，但是似乎越来越没有效果，每天都感觉身心俱疲，听说中医针灸可以使人放松，她想试一试。西西莉亚婉拒了我让她同时服用草药的建议，没等我告诉她做针灸的准备姿势就径自走进了治疗室。

我推门而入，看见西西莉亚只穿内衣，趴在治疗床上。我正要请她翻身仰卧，突然发现她背部皮肤布满深褐色斑块，边界不整，有的融合成片。西西莉亚说这个样子有五六年了，开始只是脸上有一些，后来逐渐发展至全身。她去过许多医院，做过很多检查，也没有结果。她的家庭医生说可能是她长期吃安眠药和通便药引起的，只是让她补充一些维生素。她的前男友因为她的皮肤"很脏"跟他分手了，现在的男友提出准备明年夏天去西班牙度假。西西莉亚说："我已经很久没有穿Bikini（比基尼）了，我向往西班牙的阳光沙滩，但是这个样子，实在没有信心啊！"

说实在的，像这样全身皮肤出现色素沉着的病人我还真没有见过，记得《外科正宗卷四·女人面生黧黑斑》曾说："黧黑斑者，水亏不能制火，血弱不能华肉，以致火燥结成斑黑，色枯不泽。"综合四诊，西西莉亚应属于肝肾阴虚、气血瘀滞。我告诉她皮肤黑斑和失眠、便秘、月经不调是相关的，最好还是服用一段时间汤药配合针灸进行全身调理，我说我不能确定她度假时这些斑块是否能够完全消除，但至少可以变浅。也许是比基尼的诱惑，西西莉亚同意服用草药。我以滋补肝肾、养血活血为法进行治疗。

熟地黄10g　当归10g　川芎10g　白芍30g　桃仁10g
红花10g　泽兰15g　柴胡10g　坤草15g　山萸肉15g

枸杞子 15g　　山药 10g　　黄精 10g　　女贞子 15g　　旱莲草 15g
　　郁李仁 10g　　枳壳 10g

　　此方取地黄丸和二至丸之意，平补肾、脾、肝三脏之阴，取桃红四物汤之意养血活血、化瘀消斑。我告诉西西莉亚，中医认为，五脏是人体生命活动的中心，但其中肾、脾二脏作为先天和后天之本，对保持人体健康和皮肤荣润尤为重要。肾贮藏着秉承于父母的先天之精，是人体生长发育和生殖的物质基础，肾的阴阳要充盛，又要相对平衡与协调；脾主运化，是气血生化之源，脾能运化水谷精微并不断滋养皮肤。西西莉亚似乎听懂了，不断地点头，我知道，在短时间内，让一位思维严谨的西方律师接受中医理论也许不是一件容易的事，但是从她满意的笑容中，我坚信她一定在期待中医创造的奇迹。

　　英国的天气真是奇怪。周末的早上，看天气还算不错，我就把洗好的衣服拿到后花园去晾。谁知还不到半小时，天就开始飘起了小雨。无奈，只好全部收回。过了半小时，雨停了，我赶紧又把衣服拿出去，可是不到午饭时间，又开始下雨了，赶紧收！就这样，来来回回地折腾。今天早上我准备出门时，发现外面落下了大雨点，等我回到客厅拿了雨伞再出来，雨却停了。我终于明白为什么街头的人们在雨中很少有打伞的——人们实在是对这来也匆匆、去也匆匆的雨很无奈。现在，外面又在狂风大作，雨丝斜扬，漫天的雨雾，遍地的水花，像极了北京夏日里的大暴雨。朱利安却在此时西装革履地走进诊所，他的裤脚已经被雨水浸湿，花白的卷发湿漉漉的，他的后面还跟着一位同样衣着光鲜的女士。我赶紧迎上前，朱利安给我介绍这是他的太太，她像传统的英国老太太一样，上身穿着衬衣配西服，下身是薄薄的纱裙，透过同样被雨水浸湿的丝袜，可以看见她肿大的踝关节。朱利安一边埋怨这个破天气，一边告诉我他的腹泻次数明显减少，现在大便每日 2 ~ 3 次，感觉身体比以前有劲儿了。他说今天特意带他太太来，是为了让我给她治疗关节炎，"在巴黎，她总是因为腿疼要回饭店，每天早上，她的手疼得不能拿刀叉，我总是给她揉啊揉……"朱利安心疼地看着太太，朱利安太太却是一副满不在乎的样子，不停地给我讲他们在巴黎度假的趣闻，以至于我都插不上话问病史。最后，她还不忘调侃一下自己的先生："朱利安这次表现不错，我们玩得很开心。以前每次出门，我们去的最多的地方是卫生间！"说完，两位老人互相对视了一下，开心地大笑起来。

我先给朱利安进行了复查，他中气不足之征已不显著，大便次数虽减少但仍不成形，晨起有少量白痰，舌质淡红，舌苔薄白微腻，脉细缓。此次以参苓白术散为主方，以补益脾胃、渗湿止泻。

党参 15g	茯苓 15g	炒白术 10g	炙甘草 10g
黄芪 30g	山药 15g	炒扁豆 15g	莲子肉 10g
陈皮 5g	生薏苡仁 30g	砂仁 5g	桔梗 6g

朱利安太太的关节炎已经有 10 多年了，现在手足小关

节疼痛，晨僵 2 小时左右，踝关节肿胀明显，时感麻痛，阴雨天加重。查其舌质淡，舌苔薄白，脉细，触其皮肤，顿觉冰凉。我认为其属寒湿痹证，拟祛风散寒、除湿通络。由于在英国不允许使用动物类药，所以在治疗痹证中常用的全蝎、地龙、乌蛇等在这里都派不上用场，我便以五积散加减：

白芷 10g　　苍术 10g　　厚朴 10g　　炙麻黄 6g
薏苡仁 30g　木瓜 10g　　鸡血藤 30g　豨莶草 15g
海风藤 10g　青风藤 10g　炙甘草 6g

英国的冬天，在街上经常能看见一些老少一身短装打扮，不知是否和他们的食物结构及人种基因有关。但确实有一大批老人像朱利安太太一样患有严重的关节炎，可能与英国多雨多湿的气候及受寒有关，正如《素问·痹论》所云："所谓痹者，各以其时重感于风寒湿之气也。"

抓好草药，我送两位老人到门口，细细的雨丝仍在飘落，我让他们避一避雨再走，他们说和银行还有预约，已经快到时间了，朱利安回过头来对我说："琳达，我知道，看中医是看医生，看西医是看机器，我们更信任医生！"朱利安太太也掩饰不住兴奋地告诉我："我们已经订好 6 月去西班牙度假了！那里有阳光、沙滩、比基尼……"说罢，幸福的老两口手牵手走进雨幕……

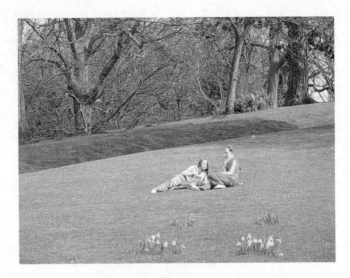

难得的阳光

八、舌尖上的诱惑

　　中午在诊所休息室吃午饭，忽然传来一阵嘈杂喧嚣，不同分贝的东欧口音的女高音撞入我的耳畔——大厅里站着六位高大魁梧的金发碧眼美女。她们的注意力分散在屋内的不同方位：这两位对着草药罐、针灸人指指点点，那几位围着古色古香的中式圆凳大声地议论着。有意思的是，她们几乎每个人的手里都举着食物，如汉堡、披萨饼、Kebab（土耳其烤肉）、三明治等，空气中弥漫着西方快餐特有的诱人味道。安娜从人群中冲出来，给了我一个有力的拥抱。经过两个多月的治疗，她苗条了许多，在一群珠圆玉润的美女中间显得亭亭玉立。我明白了——安娜带来了她曾经说的那个妈妈减肥团！

　　说起减肥，不得不说说英国的饮食。我们全家来英国半年多了，家庭成员的体重呈两极分化的态势，爱吃西餐的儿子如鱼得水，由于在学校的 Food Technology（食品技术）课上会学习诸如披萨饼、意大利面、面包等主食，以及各种蛋糕、饼干等甜点的制作，所以他经常在给我们露一手之后自己大饱口福，因而体重直线上升；而先生和我，依然保持中国特色的消化功能，虽然我努力用当地食材做中餐，可我们的体重还是下降了。因为手艺再好，也是巧妇难为无米之炊啊！

就说蔬菜吧，带叶子的蔬菜似乎四季只见菠菜。摘得很干净的不带梗儿的菠菜叶被装在保鲜袋里，人家是作为蔬菜沙拉的配菜，我要想做一次鸡蛋炒菠菜，买上 5 袋也炒不出一盘来。记得我在中国超市发现被叫作 Chinese leaves（中国树叶）的大白菜时，那种激动的心情真是无以言表，虽然这菜的个头比咱们的娃娃菜大不了多少，价格相当于人民币 15 元 1 棵，但我还是义无反顾地拿了 3 棵，生怕以后再也买不到了。

再说肉食，英国宰牲不放血，肉类尤其是猪肉，放锅里炖半天还能看见腥气逼人的血咕嘟咕嘟往外冒，放多少作料都难压住那强劲的肉腥味，所以最能体现本人厨艺水平的红烧肉在这里也变了味道。英国人吃肉讲究，基本不吃内脏、头、尾和翅膀（超市里卖的整鸡都无头无爪），我们中国人喜欢吃的猪蹄、猪耳、鸡心、凤爪、牛百叶之类边边角角的东西，英国超市里就更见不到了。英国虽是水产品丰富的岛国，但却不卖鲜活的，全是冰冻的。那些在冷库里躺了数日的鱼啊、虾啊，完全丧失了原有的鲜美。

主食就别提了，那叫作 Jacket potatoes（烤土豆）的味道我实在不敢恭维：把土豆在烤箱里烤熟后，上面用刀划个大十字，抹上大块黄油填进那十字中，洒上盐，配上沙拉，这就是很多上班族的主食。我们的主食——大米，在英国超市里的最大包装是 2.5kg，而且是绝对的灿米，做出的米饭没有任何米香味，只有在中国超市或者印巴超市才能买到 10kg 的泰国香米，但蒸出来绝对没有我们的东北大米饭粒油亮，更吃不出香糯绵软的感觉。超市中的面粉也都是小包装，分为 Soft Flour（低筋面粉，用于蛋糕）、Plain Flour（中筋面粉，用于制作饼干）、Strong Flour（高筋面粉，适合面包、泡芙），但即使买高筋的，擀出的饺子皮也没有韧劲，经常煮成一锅片汤。值得一提的是，英国的面粉是全麦面粉，不添加增白剂，颜色是淡棕色的，虽然做出的面食不漂亮，但麦香浓郁，而且绝对健康。

没办法，在英国这么"恶劣"的饮食环境中，只有入乡随俗吧。于是乎，作为家庭主妇，我开始像英国人一样把土豆和面包定为主食，大米为辅。好在伦敦是国际化的大都市，聚集了来自世界上不同国家不同文化的人。如此众多外来人口带来的一个很大的好处就是：如果你有兴趣，身居伦敦就可以把世界美味"尝"遍。我们全家经常去品尝世界美食：法国大餐很精致，意大利面很地道，土耳其大盘肉最实惠，韩国火锅很开胃，泰餐的酸甜叫人迷醉，西班牙海鲜饭味道新奇，俄罗斯饮食很简单；美国快餐以量取胜。

扯远了，言归正传。俗话说3个女人一台戏，这6个女人唱的绝对是大戏！我好不容易让她们安静下来，开始逐一问诊开药。

莉亚看上去容易激动，说话的声音很大，她说自己情绪不好时就想吃东西，吃完又觉得脘腹胀满，她的月经前后不定期，经量少，经色淡，经前乳房胀痛，失眠多梦，口渴尿黄。舌质红，舌苔薄黄，脉弦细。属于肝郁血虚内热证，用的是加味逍遥散。

乐娃月经经常提前一周，经色暗质稠，经量多有血块，伴有少腹胀痛，气滞血瘀症状明显，她的舌质暗，舌苔白，脉沉弦。先用桃红四物汤养血活血祛瘀。

特拉娜娃说自己食欲不振，有时感觉食后恶心，经常以酒代饭，头晕沉，口渴思凉，咳痰不利，舌质淡红，舌苔薄黄微腻，脉弦滑。证属湿热瘀阻。宣畅气机、分利湿热的三仁汤这时派上了用场。

瑟琳娜的块头最大，也是唯一一位进了诊室还在吃的人。刚才她吃的是三明治，现在又举着一大杯奶昔有滋有味地啜着。她说她做过抽脂手术，吃过上百斤减肥药，几乎没有效果。她给自己总结了几大特点：一是吃完就饿，二是酷爱冷食，三是特爱出汗，四是大便干燥。她的舌质红，舌苔黄，脉弦数。我给她开了白虎承气汤去芒硝加瓜蒌、枳实、草决明，先清热泻火通便，清其阳明之热。

玛瑞娜眼角的鱼尾纹告诉我，她是这群妈妈中年龄最大的，见到她我感觉很眼熟，但怎么也想不起来。玛瑞娜面对我坐下，说："你治好了我的牙疼，所以我决定跟朋友们一起来减肥。"经她提醒，我想起当初玛瑞娜来的时候，说自己经过了牙医治疗后，还是感觉牙痛难耐，牙医让她吃止痛药，她决定来试试中医。记得我当时从脉象分析她肾阴不足，于是问起她的月经情况。她说那是她的私人问题，她不想回答，于是我只好根据舌脉所见，按照虚火牙痛论治：在太溪、手三里、合谷、颊车等穴位留针，又开了以知柏地黄丸为主方的汤药，后来她一直没有出现。这次，她主动告诉我，自己才43岁，但停经将近1年了，食量并不大，身体却逐渐开始发胖，伴有神倦乏力、眠差多梦等，记忆力也下降了，作为钢琴老师，她经常忘记乐谱。查其舌质淡，舌苔薄白，脉沉细。治以滋阴养血，舒肝解郁。

熟地黄 30g	白术 30g	当归 15g	山药 15g
白芍 9g	枣仁 9g	北沙参 9g	柴胡 3g
杜仲 3g	党参 6g	丹皮 6g	

此方为《傅青主女科·调经篇》之益经汤，是我的老师王文友十分推崇的方子，主治妇女心、肝、脾经气郁，适合"年未至七七而经水先断者"。之所以用这个方子给她减肥，我主要考虑妇人之病应首重调经，经调则气血畅达，百脉流通，而益经汤正乃益经水之源的调经良方，其能散心、肝、脾之郁而大补肾中之水，补心、肝、脾之气则经水自通，为心、肝、脾、肾同治，妙在补以通之，散以开之。

安娜一直不停地跟伙伴们炫耀自己减肥成功，特别嘱咐姐妹们要听我的话。她告诉我，到目前为止，她的体重减轻了 10 磅，困倦身重的感觉明显缓解，目前症状还有月经之前双下肢浮肿，末次月经比上月错后 1 周，月经色淡红，经量少，便溏，白带较前减少，晨起有少量白痰，舌质淡，舌苔白微腻，脉沉细滑。看来，安娜的问题还是由于脾失健运，水谷精微排泄失常，水湿不化而致。我用苓桂术甘汤加味，以温中健脾、祛痰利湿。

白术 9g	云苓 15g	泽泻 12g	玉米须 30g
桂枝 6g	半夏 10g	厚朴 10g	荷叶 6g
木香 6g	山楂 15g	鸡内金 10g	甘草 3g

九、轻轻地，我来了

—— 剑桥一日

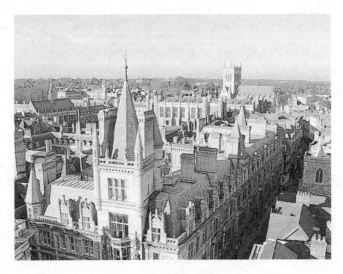

从大圣玛丽教堂俯瞰剑桥

朋友从国内打来电话，说在剑桥大学读博士的女儿雯雯身体出现了状况，让我有时间给她开点中药。周末的一天早晨，我们一家三口驱车驶向距伦敦 90 多公里的 Cambridge（剑桥）。

二月初的伦敦，空气中带着些许的寒意，出门时，天上飘着一丝丝浮云，驶上高速公路，却见碧空如洗，这实在是英国难得的晴天。一路上大片的翠绿快速地扑进视野，似乎在告诉我们，这是一个没有冬天的国家。雯雯上午做实验，晚上有派对，电话中我们相约下午 1 点在 The Eagle Pub（老鹰酒吧）见面，正好我们可以利用这段时间感受一下剑桥——这座令人神往的大学城。

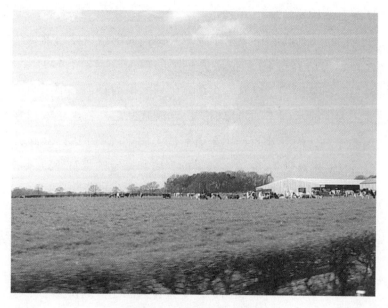

一路上大片的翠绿扑进视野

经过 1 个小时的车程，从 M11 高速公路驶出，精雕细琢、线条秀美的中世纪建筑群逐渐映入眼帘，青葱的草地几乎铺满了除街道外的一切空地，高大古老的校舍、教堂的尖顶和爬满青藤的红砖住宅掩映在这一片绿色之中——这就是剑桥了。

停好车，前行不远，只见一条曲折蜿蜒的小河，河水碧绿，汩汩而去；一叶扁舟，斜插长篙，靠在草坡入水的岸边；粗大的巨柳，把婆娑的枝条撒向河面，虽然是英国的冬季，但那金色的柳叶依然顽强地留在长长的枝条上，柳条柔柔地随风飘摆，在水上拂起微微的涟漪……诗人徐志摩笔下那康河的柔波就是这般景象吧！River Cam（康河）也叫剑河，是剑桥的象征。河流在市内兜了一个弧形大圈，从几处学府里进进出出。沿着康河漫步向前，国王学院、皇后学院、三一学院、圣约翰学院——展现。

King's College（国王学院）是剑桥大学最负盛名的学院之一，曾培养过80多位诺贝尔奖的得主，成立于1441年，由当时的英国国王亨利六世设立创建，因而得名"国王"学院。为了显示国王的雄厚财力，学院建立之初就追求宏伟壮观的建筑，而其建筑群中最著名的当属学院的King's College Chapel（礼拜堂），它耸入云霄的尖塔和恢宏的哥特建筑风格已经成为整个剑桥镇的标志和荣耀。礼拜堂墙壁上，以圣经故事为主要情景的彩色玻璃窗美轮美奂，屏隔上方巨大的17世纪管风琴箱边，两尊手持喇叭的天使宛若天仙。我们经过这里时，正赶上唱诗班的学生在教堂内排练歌曲，清纯甜润的天籁之声在耳畔悠悠回荡，不禁让人感觉：剑桥不仅是学子们求学的场所，更是师生们的精神家园。

Queens' College（皇后学院）坐落在国王学院南侧，学院由1448年亨利四世的王后玛格丽特和1465年爱德华四世的皇后伍德维尔共同捐资建立，学院名称中的"Queens'"指代的就是这两位皇后。皇后学院横跨剑河而立，由举世闻名的"Mathematical Bridge（数学桥）"相连接，"数学桥"，是康河上一座看上去并不起眼的桥，但它却大名鼎鼎，因为它被人们称作"牛顿桥"。相传，这座桥是牛顿运用数学和力学原理设计建造的，它是一座木结构桥，整座桥上没有使用一颗钉子，堪称奇迹。经历几百年风雨后，"数学桥"在 20 世纪重建，今天我们看见它，外貌依稀如当年，但却使用了钉子。

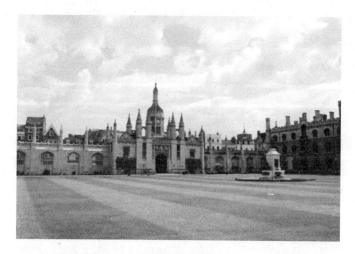

国王学院

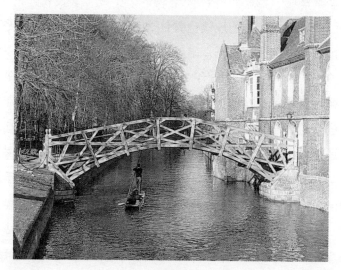

数学桥

Trinity College（三一学院）由国王亨利八世创立于1546年，无论是学术成就还是经济实力、学院规模，在剑桥大学现在的31个学院中都是名列前茅的。三一学院最令世人仰慕的原因就是：这里是伟大的科学家牛顿、著名哲学家培根，以及包括查尔斯王子在内的多位王室贵族及六位英国首相、多位诺贝尔奖得主的母校。那一座座古老、高大又精美的院校和庄严肃穆的教堂，高高的大树，还有爬满青藤的红砖房见证着三一学院的历史。特别是学院草坪上那颗矮小的苹果树更令人驻足观看，据说那就是牛顿悟"道"的"菩提树"——传说，就是这棵树上的1个苹果，落到牛顿头上，从而启发他发现了万有引力定律。这一切，都是剑桥醉人的极致魅力。

我们徜徉在剑桥静谧的校园中，呼吸着她清新的空气，享受着她神圣的文明。不知不觉间，已是中午时分。我们走进老鹰酒吧，酒吧里外已经坐满了学生或者教授模样的人，他们端着酒杯，热烈地谈论着什么。侍者把我们领到雯雯已经预定的座位旁，儿子一眼看到桌子背后的墙上镶嵌的一块铜牌，上面写着："1953年2月28日，弗兰克·克里克和詹姆斯·沃森正是在这里宣布他们的发现：基因是如何携带遗传信息的。"牌子上的落款是2003年4月25日。我知道基因双螺旋结构的发现者曾经获得诺贝尔生理学和医学奖，因为这个发现彻底改变了生物学的进程，奠定了后半世纪包括基因谱在内的人类多项重大科研发现的基础。

雯雯小两口正好走进门，寒暄之后，儿子迫不及待地问雯雯姐这个牌子的由来。原来，弗朗西斯·克里克和詹姆斯·沃森是剑桥大学的教授，20世纪50年代，他们经常在这家酒吧吃午餐，他们以附近的卡文迪什实验室为基地，建立了 DNA 结构的模型。1953 年的一天，克里克冲进老鹰酒吧，大声宣布"我们已经发现了生命的秘密"。为了纪念他们，2003 年在这里设立了纪念牌。老鹰酒吧也因此成了剑桥人心中的传奇之地。

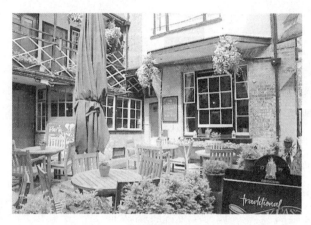

老鹰酒吧

吃过午餐，老公带着儿子和雯雯的先生一起去剑河中Punting（撑篙）泛舟——这可是来剑桥必不可少的项目。我和雯雯便安心地进行我们的诊疗。

雯雯在去年年初担心意外怀孕，服用了一次紧急避孕药。紧急避孕药在英国是处方药，虽然在药店就可以买到，但要接受药店医生关于生活史、月经史、孕产史、过敏史等一系列的询问。服药之后雯雯的月经周期逐渐紊乱。她在家庭医生的推荐下使用醋酸甲羟孕酮避孕针，每 3 个月注射 1 次，用药期间月经一直不规律，但是因为学业繁忙，无暇顾及。如今快毕业了，工作也有了着落，小两口准备要孩子，雯雯

3个月前注射了最后一针避孕针，到目前月经一直未行，自测也没有怀孕，自觉少腹胀痛不适，乳房周期性胀痛，夜眠不安，脘胀呃逆，烦躁易怒。雯雯的脉象弦细涩，伸出舌头更是吓了我一跳，舌质紫黯，舌边满布红豆大小的瘀点，属于典型的气滞血瘀之证。我以王清任血府逐瘀汤理气活血，化瘀通经。

桃仁 15g	红花 10g	当归 20g	川芎 10g
赤芍 15g	白芍 15g	生地黄 15g	柴胡 10g
牛膝 20g	鸡血藤 30g	香附 10g	益母草 30g

我嘱咐雯雯博士要注意劳逸结合，放松心情。

和雯雯小两口告别，我们沿着 Greast St Mary's Church（大圣玛丽教堂）123 级的台阶拾级而上，登上顶楼，举目远眺，剑桥大学城已经披上了一层橘红的薄纱。近闻天籁鸣响，晚钟撼动；远望剑河闪烁，红墙隐约。再见啦，我轻轻地招手，作别西天的云彩……突然想起诗人徐志摩曾经说过："我的眼是康桥教我睁的，我的求知欲是康桥给我拨动的，我的自我意识是康桥给我脱胎的。"今日剑桥之行，亲身感受这座古老而又充满现代气息的城市的脉搏，我对诗人的话有了更深的理解，剑桥，的确是一个令人心灵发生蜕变的圣地！

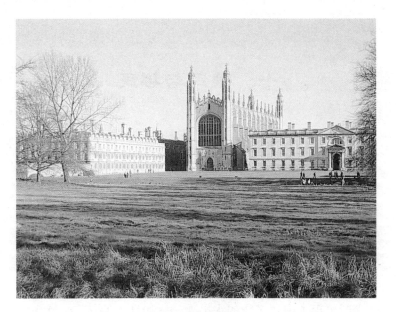

从剑河上看学院

十、难民与移民

一大早到银行办事，因为是提前预约，所以不用排队，这也是英国的一大特点——几乎办所有的事情都要先进行预约。从银行出来，还没有到上班时间，我便随意在诊所附近的街上溜达。一阵阵印巴人特有的吆喝声不断传来："A pound a bowl（1 磅 1 盆）！ A pound a bowl（1 磅 1 盆）！"循着声音望去，发现街巷的深处是一个卖水果的集市，往里走，眼前逐渐出现了绚丽多彩的水果摊——粉红色的苹果，紫黑色的大李子，黄灿灿的芒果和香蕉，绿油油的牛油果，顶着绿头发穿着格衬衫的菠萝……几乎中国南北方所有的水果这里都一应俱全。我来到一个摊位前，拿起 1 盆苹果，1 盆牛油果，掏出 2 磅硬币递给摊主，摊主并不急于接钱，而是看着我，兴奋地说："你是中医大夫吧，我妻子，柯吉娅就是在你那里治好的，她现在怀孕了！"我在脑海中迅速搜寻柯吉娅的名字，想起那个让女儿当翻译的 6 个孩子的妈妈，她大概来了 4 次左右，少腹痛有了明显缓解，就再也没有出现，开始时她大女儿打电话更改预约时间，后来干脆就消失了。她每次来都说她丈夫急着让她再怀孕，我一直告诉她必须先调养身体，目前怀孕对身体伤害太大，这句话说得多了，她大概可以听得懂，所以她总是感激地冲我点头，但是又露出无奈。我并没有多想，今天看到她丈夫高兴的样子，我突然醒悟——他，这个貌似朴实的巴基斯坦男人，把自己的妻子当成了生育的工具，仅仅是工具而已。

看我默认了我的身份，他更加兴奋地抄起 1 盆芒果和 1 盆香蕉，迅速装到袋子里，一手接过我递给他的钱，一边将 4 个纸袋递给我，一边大声地说："谢谢医生，我老婆怀孕了！"我本不想扫他的兴，可还是对他说，"你的妻子身体很弱，这个阶段真的不适合怀孕，生那么多孩子，她的身体受不了。"他似乎完全没有听懂我的话，依然把 4 个水果袋子往我手里塞，我只拿了我的苹果和牛油果，走入人流，身后还听得见柯吉娅的丈夫大声喊着什么。

上班时对诊所经理说起早上的事，经理说："这一点也不奇怪，英国是个福利国家，又一向标榜人权，而生存权的保障又是最基本的，所以生的孩子越多，获得的政府救济款就越多，包括房子。"说着，她拿出 1 张照片，上面是 1 个黑人妇女和她的 11 个孩子，据说这个非洲移民和 5 个男人生了 11 个孩子，完全靠政府救济生活，英国政府给她一家提供了一套 4 居室的住房，每年拨给她 38844 英镑的福利。即使如此，她还在抱怨她的孩子们没有进过电影院，没有过圣诞礼物。"由于当年的殖民大国身份，英国的羽翼下庇护了很多从当年它的殖民地来的移民，所以你在英国很容易看到印度、巴基斯坦、孟加拉和非洲人的面孔。"经理接着说，"因为总要充当世界管家，所以英国也容留了不少来自战乱和饥荒之国，比如阿富汗、伊拉克、波黑等地的难民。下午预约的一位病人，就是索马里难民，20 岁的小姑娘，因为被流血冲突炸伤了身体，又因为营养不良没有恢复好，要来进行中医治疗。"

　　下午，当那位索马里小姑娘被推进诊室的一瞬间，我震惊了！尽管我当了十几年的医生，尽管我不停地对自己说，你要保持镇定，但我还是惊愕得肝肠寸断！我觉得眼前坐在轮椅上的不是真实的孩子，更像一个被摔碎的、只剩下残肢断臂的瓷娃娃。她静静地凝视着我——那明亮透彻的双眸，曾见识过最暗无天日的深渊；那宣纸般柔弱的身躯，曾背负过天崩地裂的炮火；那残缺的肢体，曾经忍受过锥心刺骨的碾磨……阿米娜，20岁的小姑娘，在她10岁的时候，索马里内战冲突不断升级，一枚炸弹落到她的家，十几口人只剩下她的姨妈和残缺不全的她。姨妈带着阿米娜逃到肯尼亚的难民营，过着一无所有、捉襟见肘的生活。在那里，阿米娜的伤口化脓了，发起了高烧，但她神奇地活了下来。5年前，阿米娜和姨妈来到英国，申请了难民，一边进行治疗，一边上学，去年，阿米娜如愿进入东伦敦大学计算机专业学习。

　　阿米娜的姨妈把阿米娜抱到诊疗床上，阿米娜熟练地用左手从随身的书包里拿出1个特制的架子，支在床上，取出1本厚厚的书放在架子上，这一切做得很费力却又那么自然。她微笑着告诉我，她还要看书，她可不想让这段时间耽误了。她让我帮她把诊疗床的床头抬起来，因为她不能平卧——她的后背中过无数块弹片，加上伤口感染，形成了一个个碗口大坑洼不平的疤痕。阿米娜现在的症状是：仅存的左臂和左腿1年来越来越没有力气，以前右腿安上假肢可以走路，现在却只能坐轮椅了。她的月经周期不规律，经量少，经色淡，时有遗尿，食少便溏。阿米娜的下肢几乎是皮包骨，甚至比胳膊还要细。查其舌质淡红，舌苔薄白，脉沉细，应属于中医的痿证，我以脾肾两虚论治：

黄芪 30g	白术 15g	党参 15g	当归 10g
柴胡 6g	陈皮 6g	熟地黄 20g	山茱萸 10g
升麻 6g	山药 30g	肉桂 5g	炙甘草 6g

根据《素问·痿论》所言"治痿独取阳明"的治则，我在阿米娜的髀关、梁丘、足三里、解溪等穴位施针，同时用了灸法。

目送阿米娜的姨妈推着轮椅走出诊所，我的内心无以言表：阿米娜的坚强让我感动，阿米娜的经历让我震惊！我知道，战争摧毁的不仅仅是她的家园和房屋，还有所有被战争阴霾笼罩的人们的美好生活和梦想。在那里，和平、希望、美好、幸福被战争、死亡、残酷和苦难吞噬。数以百万计生活在战争环境中的儿童，在他们所不了解的战争中无辜地遭受着炮火、疾病、饥饿等的折磨，许许多多儿童在尚不知和平与美好为何物的时候，就匆匆离开了这个世界……

"Hello, Linda!（你好，琳达！）"不知不觉中罗斯已经笑容满面地站在我的面前，我站起来和她拥抱。今天是她第8次复诊。从她刻意地打扮自己就可以知道她最近心情不错：她的头发乌黑而卷曲，一看就是戴了头套，常穿的牛仔服换成了一件样式时髦的短款小夹克，还涂了很重的口红。她的月经周期已经正常了，也没有了痛经，她的基础体温呈双向。我以《傅青主女科》的定经汤和《太平惠民和剂局方》逍遥丸为主方，根据她的生理周期而调整加减：

当归 15g　　白芍 15g　　柴胡 10g　　茯苓 20g

菟丝子 20g　山药 30g　　合欢皮 15g　山茱萸 15g

熟地黄 20g　郁金 15g　　香附 12g

　　罗斯和我成了无话不谈的朋友。我一直好奇，尼日利亚是英属殖民地，她怎么会是法国国籍。罗斯告诉我，她的父亲是法籍尼日尔人，所以她入了法籍，而她的丈夫是英籍尼日利亚人，她也可以获得英国国籍，但是她不太喜欢这个国家，她的丈夫在英国有一份不错的工作，因为爱情，她也只好"Left my home（背井离乡）"了。罗斯的英语说得很流利，但是和所有非洲人一样，他们的发音和英式英语及美式英语有明显区别，比如，辅音 th 被发成了 [d]，所以她每次对我说谢谢时，怎么听都是"旦克油"。罗斯也经常自嘲自己说的英语为"Nigeria Broken English"，如果从字面上直译就是"尼日利亚的破英语"，翻译得好听一点呢，就叫"尼式口语"。

十一、春花秋月何时了，花粉症状知多少

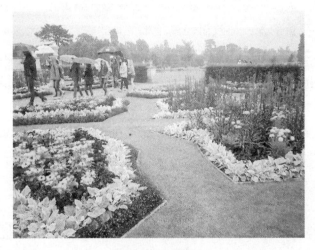

花团锦簇的英国小镇

"我好似一朵孤独的流云，高高地飘游在山谷之上，突然我看见一大片鲜花，是金色的水仙遍地开放，它们开在湖畔，开在树下……给孤独的我带来安慰和福祉，于是我的心儿便充满了欢乐，并随着那水仙起舞翩翩。"

这是我在大学时期读到的一首诗《The Daffodils（黄水仙）》，因为这首诗，我认识了英国著名的湖畔诗人 William

Wordsworth（威廉·华兹华斯），但我一直对诗中"金色的水仙遍地开放"一句不甚理解。记得去年暮春时节来到英国，从卧室的窗户向后花园望去，第一眼就看见了墙根儿盛开的水仙花，我突然对那句诗有了感悟——水仙花在这里是生在土里的，而不是像我们种在水里。

又是一年的三月，黄嫩嫩的水仙花像一只只振翅的蝴蝶，落满了我家的花园，风儿一吹，仿佛随时准备飞走一般。园子中央被水仙花簇拥着的一棵樱桃树也开满了花：粉白的瓣儿，淡黄的蕊，精致而轻盈。那花儿的香，我都无法形容。我总是惊讶，那么小巧的花儿如何有这等力量散发出如此醇厚的香气！我们所住的小镇上，绿地很多，还有很多灌木，草地和灌木是常绿的。而每家每户院子里都有各种花草，花儿随着春意渐浓竞相绽放。每每看到这些千姿百态的繁花，日渐延长的日光和清澈的天空，我都会从心底感叹——春天真美……

昨天上班接到一个咨询电话，问能不能治疗"High fever（高烧）"，我想这是中医特色啊，就说可以，于是预约了病人今天来诊疗。下午4点半，一位活泼的白人姑娘进了诊室，怎么看也不像高烧患者，她说她一到这个季节常常会出现鼻塞、咳嗽、流泪、流涕，甚至气喘等症状。我突然明白她说的是"Hayfever（花粉症）"。每年春暖花开，不少英国人就会不停地打喷嚏、流鼻涕和眼泪，有的还伴有皮肤瘙痒，令人苦不堪言。我曾经在BBC网站上看到两条关于花粉的消息，一条是《Journal of Allergy and Clinical Immunology（变态反应与临床免疫学杂志）》的一份调查表明，患花粉症的学生如果服用了抗组织胺药物来抑制各种症状，将有70%的人成绩可能会下滑。如果症状严重，学生成绩下降的可能性将增加1倍——抗组织胺药物会降低身体的敏感性，影响记忆和注意力，因此对学习效果和考试成绩造成负面影响；另一条是威尔士Arriva火车公司说，大量的花粉堵住了来往Shrewsbury（什鲁斯伯里）与Aberystwyth（阿伯里斯特威斯）之间的Cambrian Line（坎布里亚线）一些火车的散热器，以致发生故障，而造成火车误点，引起了乘客的不满和投诉。足见花粉在英国惹了多大的祸。

"阿～～阿嚏！对不起！对不起！这花粉症太讨厌了。"白人姑娘边说"对不起"边掏出纸巾擦抹迸发出的鼻涕和泪水，"我叫艾玛，今年24岁。阿嚏！阿嚏！我是小学老师。"艾玛患花粉症四年了，每年的春天是她最难过的日子，家庭医生一直让她服用抗组胺药，这两年艾玛渐渐感觉没有效果，而且自觉记忆力明显减退了。昨天她和孩子们一起沿着运河去踏青，在半路上，她的症状严重得已经不能自持了。艾玛刻下的症状除了不定时发作的鼻痒喷嚏似乎没有其他不适，但我发现，像其他爱美的英国女孩子一样，艾玛上衣只穿一件低胸低腰、单薄的紧身衣，外面虽然套一件薄棉服，但没有系扣，下身依然是薄薄的打底裤配短裙，光脚蹬一双薄底儿单鞋。

花粉症是由花粉引起的呼吸道变态反应病，根据其临床表现，应属于中医学"鼻鼽"的范畴。不能否认，致敏花粉是本病的主要致病因素，但中医认为，外因是通过内因起作用的，正如《医学发明》所云："肺者，肾之母，皮毛之阳，元本虚弱，更以冬月助其冷，故病者善嚏，鼻流清涕，寒甚出浊涕，嚏不止……"巢元方在《诸病源候论》中也指出："肺气通于鼻，其脏有冷，冷随气入乘于鼻，故使津液不能自收。"因此，肺虚感寒应为本病的病机。英国的天气阴冷潮湿，可英国的姑娘们不管什么季节，永远是一身短装打扮；英国人还酷爱冷饮，大街上的姑娘小伙儿手里总是离不开冰镇饮料，就是牛奶，也是从冰箱取出直接饮用，从不加热。《灵枢·邪气脏腑病形》篇中"形寒寒饮则伤肺"指的就是外感寒邪、冷食冷饮可损伤肺脏。如此看来，英国多发花粉症患者也就不难解释了。

急则治其标，我以温肺益气、祛风散寒为法，用《疡医大全》温肺止流丹加减：

苍耳子 10g	荆芥 10g	细辛 3g	防风 10g
桔梗 9g	黄芪 15g	五味子 6g	白术 12g
白芷 10g	鱼腥草 12g	甘草 6g	

我在艾玛的迎香、上星、禾髎、风池、风府、足三里、肺俞、脾俞等穴位施针，以达到运经调气、宣通肺窍的目的。

艾玛刚走，公司会计小芳进了门，我第一次见到她是去公司应聘时，一晃快半年了，小芳的肚子明显隆起，"你怀孕了？"诊所经理几乎和我同时发问。"痛苦死我了，我的花粉症又犯了，不知道会不会影响我的宝宝，GP 开的药我也不敢吃啊！"小芳一脸愁容，哪里有准妈妈的幸福感。小芳来英国 7 年了，第 4 年时得了花粉症，现在怀孕 5 个月，除了喷嚏、流涕频作，还有迎风流泪，时有盗汗，足跟痛，劳则喘憋等肺肾不足之征。我用麦味地黄丸加味，以滋肾养肺、宣通鼻窍：

麦冬 10g	五味子 3g	熟地黄 20g	山茱萸 10g
牡丹皮 6g	山药 10g	茯苓 10g	泽泻 6g
辛夷 3g	白芷 6g		

安慰着心神不安的小芳，我们一起融入早春伦敦的街道中。温暖的黄昏，一棵棵开满了粉色小花的大树映着夕阳，花朵很有些惊艳呢！"好像是樱花？"我驻足而望。小芳却掩鼻而过，我赶紧追上小芳，笑着告诉她，"你可不要冤枉了这些漂亮的花啊！许多人误认为春季花粉症是桃花、杏花等观赏花引起的。事实上越漂亮的花越不容易致敏，真正致敏的都是那些外形丑陋、许多人不把它当成是花朵的花粉，如：柏树、梧桐、白蜡等。从植物学上来讲花朵分为两类：一类属于风媒花，一类属于虫媒花。桃花、杏花等颜色妩媚，可以吸引蜜蜂等昆虫觅食，在昆虫飞来飞去的过程中，就起到了花粉传播的作用，这就是虫媒花，也就是说越漂亮的花越容易招蜂引蝶；风媒花是借助风的动力传播的，由于花粉数目多、体积小、质量轻，极易随风飘散，据科学家推算可传到十几公里外呢！惹得人们得花粉症的祸根正是这些不引起我们注意的植物，而那些美丽的花草是无辜的！"

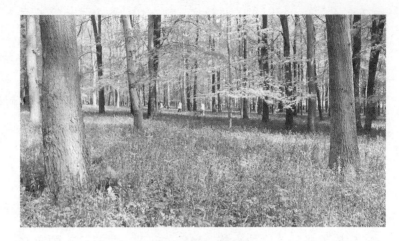

开满蓝铃花的田野

十二、茶之味

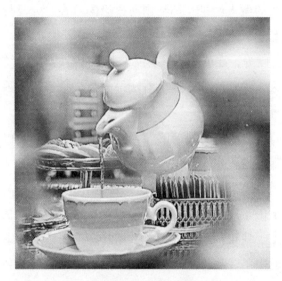

精致生活从茶开始

　　我曾经读过的英国文学作品中，似乎每部都有与茶有关的描绘。英国小说家、散文家 George Gissing（乔治·吉辛）在《The Private Papers of Henry Ryecroft（亨利·赖伊克罗夫特杂记）》中屡次写道："茶壶送进书房来时，房间里立即弥漫着沁人心脾的芳香"；"一杯茶落肚后，整个身心得到了极好的慰藉"；"绵绵细雨中散步归来，一杯热茶所提供的温馨美妙得难以形容"。英国剧作家 Arthur Wing Pinero（阿瑟·温·皮内罗）爵士更是强调"茶之所在，即是希望之所在"……英国的艺术家们从不吝惜为他们的男女主人公安排大量的喝茶时间，名著中的主角们，都是喝着茶，展现着英伦生活百态。上流社会在下午茶时分的社交活动是司空见惯的，就连严谨的科学家们也不例外。据说，剑桥大学60多项诺贝尔奖的傲人纪录，都与剑河边悠闲自在、天马行空的下午茶闲聊分不开。

一直以为，在英国，饮茶仅为上层社会的时尚奢侈，到伦敦没多久，我就改变了这个看法——茶，是普通英国人离不开的东西。

我们租住的房子门前的停车坪因为年久失修变得坑洼不平，非常容易积水。先生跟房东伊恩提出要修理一下，伊恩爽快地答应了。第二天一早，伊恩就带着两个工人模样的人，拉了一车红砖准备铺地。停车坪的面积不大，估计1天就能完工。我跟两位工人打了个招呼，就去镇上的集市采购了。临近中午，我拎着大包小包转过街角，发现两名工人坐在门前优哉游哉地喝着茶，一车的红砖一动未动，对于我疑惑的眼神，两个人竟然毫无察觉，高个子的还对我说："女士，可不可以给我一点糖？我喜欢喝甜一些的茶。"这样的情景，在下午4点钟左右再一次上演，我跟伊恩告状，说他找来的工人在磨洋工，伊恩却不以为然，大笑着对我说，"你知道吗，一首英国民谣可是这样唱的：When the clock strikes four,everything stops for tea（当时钟敲响4下时，世上的一切瞬间为茶而停）。"原来如此！于是，我家门前这块面积并不大的停车坪，在这两位工人乐此不疲地重复着"茶来茶去"

的作息时间中，花费了整整 1 周时间终于变得平整了。

再一次听到"Tea"这个词，是在我到中医诊所上班之后，我发现，病人把"喝草药"说成是"Drink herbal tea（喝花草茶）"，我想，大概英国人把经过植物加工而成的热的液体都叫作"Tea"吧！

真正了解英国茶文化，还得感谢我的一位病人——邦德。

这位跟英国特工 007 同名的伦敦人，因为失眠走进了诊所，他在病历登记表上只填了名字和联系电话，年龄、职业处一概空白，为了尊重他的隐私，我也没有问。关于症状，他只说了"几天几夜无法入睡"，对于其他有关病史的询问也一概表示沉默。我观察到，每说几句话，他都要长长地叹口气，他的舌质偏红，舌苔薄黄，脉象弦数，应属肝郁化火而致的不寐。我在他的神门、三阴交、肝俞、间使、太冲等穴施针，又以疏肝清热、养血安神为法给他开了 1 周的草药处方：

酸枣仁 30g	川芎 10g	茯苓 10g
知母 6g	柴胡 10g	丹皮 10g
炒栀子 6g	夜交藤 30g	甘草 6g

在留针期间，我听到了他均匀的鼾声。治疗结束，经理跟他谈疗程，他说："我还没有看到疗效，我只交这一次的钱，如果有效，下周我会按时来的。"第 2 次复诊时，邦德的主诉是"睡得还不太好"。效不更方，除了针灸，我又给他开了 1 周草药。第 3 次，邦德按照约诊时间下午 3 点进了

门，他背了一个很大的背包，看得出来，他很兴奋。我问他这周感觉如何，他说："So far so good。（目前为止，一切都好）。我今天不是来治疗的，我带来了伯爵茶，咱们一起享受 Afternoon tea（下午茶）。"说着，邦德像变戏法一样从背包里拿出一套精致的茶具，冲上开水，把茶袋放在茶杯里，一股茶香混合着柑橘的味道弥漫开来。茶色渐渐变深，邦德取出茶袋，又加入一点鲜奶，伯爵茶特有的香气配上牛奶香味，抿一口，口感极为舒适，可以说是绝配。邦德开始兴奋地给我们讲起伯爵茶的来历：伯爵茶是以中国红茶为基茶，添加佛手柑熏制而成的。在维多利亚时代，英国出使中国的外交大臣格雷伯爵，在中国内陆游历与访问时，从中国民间学到了一种古老的红茶混合制法。伯爵返英后，将此种红茶调制方法传授给合伙经营的杰克森红茶店老板，再经过改良后出售。由于其特殊的佛手柑香气，令人赞不绝口，大受欢迎，杰克森红茶店因此名声大噪，这种茶因为格雷伯爵的引进，冠上了伯爵的名字，从此流芳百世。邦德说，在英国冷雨霏霏的午后三四点钟，最惬意的事就是享用下午茶了。茶对于人体健康的作用也不可忽视。红茶品性温和、香味醇厚，茶叶中含有丰富的黄酮类物质，有助于强健骨骼，可减少妇女患骨质疏松症的危险。一顿营养均衡的下午茶不仅能赶走下午的瞌睡虫，有助于恢复体力，还可以帮助人们保持精力直到黄昏。此外，实验证明，下午茶还可以增强记忆力和应变力。有喝下午茶习惯的人在记忆力和应变力上，比其他人的平均分值高出 15% ~ 20%。说到此，邦德话锋一转，说："这两周来，我的茶主要是你给我开的草药，我感觉心情特别好，因为睡眠改善，我每天浑身都是力气。"正当我因为邦德侃侃而谈的茶学说而揣摩他的职业时，邦德从大背包里拿出了一叠厚厚的稿纸，上面密密麻麻写满了乐谱，"你是音乐家？"我忍不住问道。"我出过 2 张专辑，但是，3 周之前，我突然没有了创作灵感，我睡不着觉，浑身无力，我到海边，站在悬崖上……上帝又把我召唤回来。是你给我的茶让我找回了从前的我，我现在心情好，睡眠好，总之一切都好！我什么治疗都不需要了，我感觉舒服极了，非常感谢你。"邦德临走时，告诉我有机会一定要去伦敦 The Ritz Hotel（丽兹酒店）品一品真正的英式下午茶。

为了让我体验这美妙的下午茶，先生提前 2 周做了预约，还特意嘱咐我一定要穿上正装，千万不要牛仔裤配运动鞋出席。

跟随身着燕尾服的领位走进大名鼎鼎的伦敦丽兹酒店，感觉像是来参加一场盛宴。大堂中巨型水晶吊灯、大理石的立柱、曳地的花样帘幕，样样都是古典奢华到极致。落座后，侍者逐一摆上精致的骨瓷茶具，配上纯银茶壶、茶匙，衬着好看的蕾丝桌布，浪漫优雅得让人心动，随即又端上有 3 层托盘的光亮银架，从上至下依次摆着英式松饼、草莓塔、小蛋糕与三明治。茶点小巧玲珑，宛如一件件精雕细琢的艺术品，令人流连在欣赏精品的雅趣中而不舍得品尝。吃下午茶点心的次序也大有学问，先是顶层的松饼或底层的三明治，最后才是中层的甜点，要让舌头享受由浅入深的滋味。

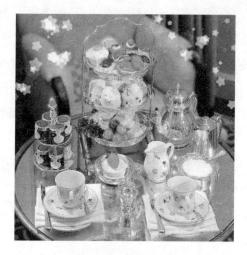

丽兹酒店的下午茶与点心

奇怪的是，一向一喝茶就兴奋的我，几口暖暖的红茶，却让我逐渐平静下来，我环视四周：几位音乐家一丝不苟地弹奏着竖琴和钢琴，优美的旋律轻轻地流淌着。大堂内坐满了人，近旁两位像是情侣在窃窃私语；那一桌显然是商人们在谈着生意；不远处似乎是几位久别重逢的朋友在叙旧，还有一些一看就是国外的游客，正陶醉在英伦文化中……无论是谁，都是低声絮语，举止优雅，仪态万方。

聆听着醉人的古典音乐，用小勺慢慢搅动特制的英国皇室红茶，轻轻地抿一口，悠悠的茶香瞬间浸满口腔。抬眼望去，窗外夕阳的余晖洒在 Green Park（格林公园）皇家花园的欧式建筑上，恍若 18 世纪的宫廷午后再现。我不禁慨叹：原来时光可以这样过得优雅又悠闲——这也许就是下午茶的真义吧！

十三、大不列颠的天空，
被忧郁打湿了

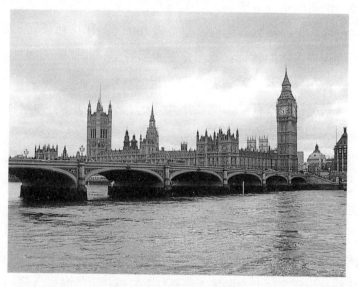

乌云笼罩下的伦敦议会大厦

英国似乎盛产忧郁症：Bronte（勃朗特）三姊妹，大政治家 Churchill（丘吉尔），Diana（戴安娜）王妃等，都患有程度不等的忧郁症。法国哲学家 Michel Foucault（马歇尔·福柯）在他的著作《Folie et deraison（疯狂与文明）》中，将之归咎于英国气候："在古典时代，人们多半用寒冷潮湿的海洋性气候、变化无常的天气影响来解释英国人的阴郁性格。弥漫的水汽浸透了人体的脉络和纤维，使之变得松垮而易于发疯。"德国心理学家 Heinroth（海因洛特）也认为，"疯癫是人身上晦暗水质的表征"，这一说法与英国气候论不谋而合。

来到英国将近 1 年，体会到天气，简直像极了人的性格：北京的天气，干脆利落——热，就热得骄阳似火，汗流浃背；冷，就来个狂风横扫，滴水成冰。英国的天气，虽无大热大寒，但阴郁难以琢磨，无时无刻不在瓦解人的意志，消磨人的耐性。记得刚到英国时，早上看 BBC（英国广播公司）的天气预报，我的感觉只能用惊愕来形容——那位阳光帅气的男主持在报告未来 24 小时天气情况的时候，几乎讲到了所有天气状况：早晨有雾，短时有阳光，有薄云、小雨，有阵风，夜间……让人完全摸不着头脑！但是感受一天后发现，实在找不到天气预报的不实之处。每天被这种脾气的天气折磨，情感的闸门特别容易悄然失控。天晴了，阳光和空气会调动人的每一块笑肌；天阴了，所有纷扰紊乱的情绪也最容易一泻千里，泛滥成灾。身在其中，我才知晓英国人民为什么如此深爱 Summer Holiday（暑假）的奢侈阳光；身在其中，我才释然为什么他们会钟情于一杯红茶紧握在手的温暖感觉。

在诊所工作半年，接诊的患者中一大部分都长期服用抗忧郁药。英国的医生从不轻易开抗生素，但对于抗抑郁症的"Prozac（百忧解）"，以及"Seroxat（赛乐特）"使用起来却毫不吝惜，以至于英国的媒体都说自己的国家是世界抗忧郁药的使用大国。据统计，英国全国保健系统用于缓解忧郁药物方面的开支每年高达将近 3 亿英镑，而且还有逐年增多的趋势。我曾经跟我的家庭医生聊天，询问他开抗忧郁药的指征，他的回答十分简单：只要满足 Feeling down（心情低落）、Thinking retardation（思维迟缓）、Hebetude（兴趣丧失）这 3 大标准，就可以使用了。

露西是位漂亮的苏格兰姑娘，去年刚刚硕士毕业，她的妈妈陪她一起来诊所就诊。只见她面色苍白，身体消瘦，头发稀少，神情淡漠，问诊得知她半年来时感心悸易惊，失眠多梦，脱发健忘，食少便溏，月经周期紊乱，经量多经色淡。查其舌质淡，舌苔薄白，脉细弱。对于我的问诊，露西并不以语言回应，而只以摇头或点头作答。综合四诊，我认为露西属心脾两虚之郁证。我告诉这对母女，我可以帮助她们，但需要按照我的要求喝一段时间汤药并配合针灸。露西的妈妈使劲点头说没有问题，而露西只是漠然地看着我。我想，她至少没有拒绝。我没有像往常一样把患者请进治疗室扎上针，再出来抓汤药，而是拉着露西的手，把她带到前台，一边让她看着我称药分份，一边给她讲每味药的名称和主要作用。我使用了归脾汤加味。我告诉露西：党参、黄芪、白术、炙甘草可以让她强壮有力；当归、龙眼肉、酸枣仁可以感觉心情平静；茯神、远志绝对能让她睡个好觉。我把原方中偏燥的木香换成解郁开胃的玫瑰花，又抓了几个大枣告诉她这两味药可以增加她的食欲，还能美容养颜，露西一直默默地看着、听着。

抓好药，我把露西领进治疗室，我先在自己的合谷上扎了一针，告诉她扎针后会有酸、胀、麻的感觉，但是很安全，不必紧张。露西听话地躺在治疗床上，我在她的神门、曲池、内关、合谷、足三里、三阴交等调和气血的穴位轻轻地按摩，轻柔地进针，告诉她，要留针 20 分钟，她可以舒舒服服地睡一会儿。露西听话地闭上眼，听到她均匀的呼吸声，我把音乐声调小，轻轻关上门。

露西的妈妈告诉我，露西原来是个活泼可爱、聪明伶俐而且非常好强的姑娘，"她自己在伦敦上学打工，已经 1 年没有回过家了，她每次给家里打电话都说自己很忙，一切都好。可是近半年来，她给家里打电话的次数越来越少，接家里电话，也是简单说几句话就挂掉了。我不放心，特意从爱丁堡来看她，才发现露西变成了这个样子。她要么把自己关在屋子里不说话，要么就对我歇斯底里。""那么，您知道为什么会这样吗？"我追问道。"我想是因为天气还有工作的原因，她不喜欢苏格兰过于寒冷的天气，想留在相对温暖一些的伦敦工作，但总是被拒绝，她似乎没有了自信……她的男朋友在爱丁堡找了一份不错的工作，一个非常好的小伙子，她竟然提出跟他分手！"露西的妈妈抹了抹眼泪，握住我的手，说，"我想让她回爱丁堡工作，然后结婚，我看得出来，你可以帮助她，你似乎能让她安静下来。"

1 周后，露西第 2 次来诊，气色好了很多。我跟她打招呼时，捕捉到一丝淡淡的微笑掠过她的面颊。露西的妈妈不停地对我说："好多了，好多了，谢谢，谢谢！"说着，眼泪又溢满了眼眶。这一次，我还是用了原方，正值她月经来潮，经量较多，我又加用益母草、阿胶珠以求调经止血而不留瘀。我依然带着露西抓草药，我发现，她在听我讲中药的时候，少了些漠然，而变得全神贯注起来，她甚至把玫瑰花拿到鼻子前闻了闻。治疗结束后，我和露西聊起了天气，我告诉她，中国最北端有个地方叫漠河，冬天温度通常在零下 30 多摄氏度，而爱丁堡从纬度上看，虽然比漠河还要偏北，但它得益于温带海洋性气候，虽然雨水偏多，但温暖湿润，跟寒冷的漠河比要舒适很多。我还对她说，我对苏格兰独特的民族风情、连绵起伏的山地湖泊、丰富的历史和文化、富于变化的气候很向往，真想亲自走进那苍茫、美丽的高地，去体会那深邃的湖泊、多彩的树林、满山的石楠和优雅的古镇，去聆听高亢悠远的风笛与初生羊羔的呢喃。

治疗 1 个半月之后的一天，露西按照预约时间自己来到诊所，她看上去除了头发稀少而略显憔悴以外，已与常人无异，特别是她的眼睛，透出睿智与坚强的目光，让我看到一个聪颖而要强的露西。她告诉我，她决定回苏格兰了，回去找一份自己喜欢的工作。我拥抱了露西，对她表示祝贺。露西让我看了她发根上生出的毛茸茸的新发，告诉我她现在心情很好，周身充满活力。"我已经跟男朋友和好了！"露西掩饰不住内心的喜悦，"我们会在秋天举行婚礼，到时一定请你们全家去参加！"和露西告别时，我把刚刚读到的英国杰出作家 John Ruskin（约翰·罗斯金）的一段话说给露西听："晴天令人神采焕发，雨天令人心旷神怡，风天令人精神抖擞，雪天令人兴致勃勃。从来没有坏天气，只有不一样的好天气。"话音未落，露西和我相视而笑。

目送着露西的背影，我感觉今天的天真的很蓝，阳光真的很温暖，自己的心里原来是如此的平和。仔细想想，在给露西治疗过程中说的很多话也是说给自己听的啊！

十四、良药不苦口，开心小柴胡

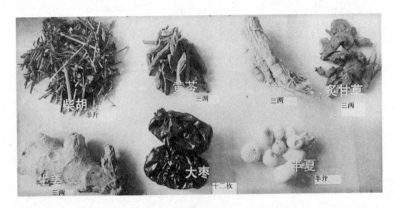

柴胡 半斤
黄芩 三两
人参 三两
炙甘草 三两
生姜 三两
大枣 十二枚
半夏 半升

小柴胡汤

上文提到，英国多发忧郁症与它阴郁的气候有关，其实这只是外因。中医理论认为：任何疾病的发生，必须具备外因与内因两个条件，正所谓"邪之所凑，其气必虚"。郁证的发生，主要责之于肝，肝主疏泄，性喜条达，忧思郁虑、愤懑恼怒等精神刺激，均可使肝失条达、气机不畅，以致肝气郁结而成郁证。因此，理气开郁、调畅气机是治疗郁证的基本原则。

我在英国治疗的忧郁症患者，大多疗效显著，这得益于我使用的处方，对大部分人都用这一张处方进行加减，这就是医圣张仲景为我们留下的千古名方——小柴胡汤。

小柴胡汤由柴胡、黄芩、半夏、人参、甘草、生姜、大枣七味药组成，方中柴胡气质轻清，苦味最薄，能疏少阳之郁滞；黄芩苦寒，气味较重，能清胸腹郁热，以除烦满；柴胡、黄芩合用能解半表半里之邪。生姜、半夏调理胃气，降逆止呕；甘草、大枣、人参益气和中，扶正祛邪。本方寒温并用，攻补兼施，散中有收，升降协调，有疏利三焦、条达上下、宣通内外、和畅气机的功效。《伤寒论》第96条："伤寒五六日，中风，往来寒热、胸胁苦满，嘿嘿不欲饮食，心烦喜呕，或胸中烦而不呕，或渴，或腹中痛，或胁下痞硬，或心下悸、小便不利，或不渴，身有微热，或咳者，小柴胡汤主之。"我的老师王文友特别推崇张仲景"有柴胡证，但见一证便是，不必悉具"的治疗原则，这一原则，为小柴胡汤治疗疾病提供了广阔的空间。

一个淫雨霏霏的午后，他忧郁地走进诊所。凌乱的头发，破旧的外套，让人很难把不修边幅的他和威武的军人联系起来。他叫克利夫，2003年开始在伊拉克前线服役长达13个月，回国退伍后，他逐渐感到孤独和无助，时间越长，这种感觉越强烈。而和他一起退伍的同伴们，有的酗酒成性，有的家庭破裂，更有甚者因为贩毒或持枪抢劫而锒铛入狱。克里夫感觉国家抛弃了他们，他觉得政府"已对我甩手不管"。克里夫说他通常对自己、对周围世界和未来感觉消极，感到自己无用，他认为目前这种状态是上帝对他参与战争的一种惩罚。我没有打断克里夫的诉说，我知道，对待忧郁症患者，倾听也是一种治疗方式。

我给克里夫端来一杯清水，他渐渐平静下来，我开始了问诊。克里夫刻下症见：胸胁苦满，善太息，心神不宁，失眠多梦，反应迟钝，烘热汗出，汗出之后背部发凉，口苦纳呆。舌质淡红，舌苔白，脉沉弦。证属少阳证，郁热内扰。治以疏肝散郁，宁心安神。方用小柴胡汤加味：

柴胡 20g	半夏 10g	黄芩 10g	太子参 10g
酸枣仁 15g	郁金 15g	神曲 15g	炒栀子 10g
香附 10g	川芎 10g	生姜 3 片	大枣 3 枚

　　二诊时克里夫自诉诸症状有所减轻，感觉心定神宁，但仍纳食不香，故守方加谷芽、麦芽各 15g，共服 15 剂告愈。

　　卡洛琳是个波兰女孩，高挑的身材，白皙的皮肤，秀气的脸庞，文静得让人爱怜，跟我见过的伦敦街头大呼小叫的波兰人形成鲜明的对比。卡洛琳很有心计，她不像大部分在英国的波兰人一样喜欢聚在一起，她从 3 年前来到伦敦开始，就远离波兰同伙而和英国人合租房子，就连业余时间，也是选择英国人聚集的酒吧。用她的话说，这样可以使自己尽快掌握英语，更好地融入英国社会。现在，卡洛琳在英国一家大型连锁超市担任主管。第 1 次来诊时，她的主诉是每天中午定时发作头晕目眩，虽然可以自行缓解，但自我感觉逐渐加重。诊脉时，她一直不肯把衣袖卷起，我只好隔衣诊脉，脉象小弦。我想她在中午阴阳之气相交时发病，应属病在少阳，枢机不利而致，故予小柴胡汤加菖蒲、郁金。我提出要为她进行针灸治疗时，她坚决拒绝了。复诊时，卡洛琳告诉我她的头晕一周也没有发作，她很想试一试针灸，看她欲言又止的样子，我把她领进治疗室。关好门，回头的一瞬间，我发现卡洛琳的眼中噙满了泪，她挽起袖子和裤腿，我看到她的手腕和脚腕上有无数细长的疤痕。卡洛琳拉住我，哽咽地说："你救救我，我总是对自己不满意，我总是希望自己更好，每次我觉得自己不对时，我就拿小刀割自己……"我握着她的手，不停地安慰她："你是我见过的最出色的波兰女孩，你已经做得很好了，不要沉溺于自责及糟糕的感觉，只不过是现在身体出现了一些小小的状况。我会帮助你的。"根据卡洛琳还有口苦、咽干、不欲饮食的症状，我还是用了小柴胡汤。

1个月后，公司把卡洛琳派到 Coventry（考文垂，英国中部的城市）的连锁店。她每2周坐火车过来取药扎针，这期间，她已经没有了自残行为。我们平时一直用 MSN 交流，我经常会告诉她"不要给自己制订一些难以企及的目标，要正视现状"；"可以将一件大的繁杂的工作分成若干小部分，根据事情轻重缓急，做力所能及的事"；我会鼓励她"多进行一些体育锻炼，参加不同形式和内容的社会活动"等等。我回国后，一直保持着和卡洛琳的联系。前不久，她告诉我，她已经嫁给了一位英国小伙子，准备生宝宝了。

哈维毕业于牛津大学，就职于伦敦一家软件研究机构，就诊时他自述自己的阵发性咳嗽已经有2年了，做过各种各样的检查，没有器质性病变。吃过各种抗生素、止咳化痰药，以及抗过敏药，但"最多获得一天有效期。"他说他一进办公室，总是抑制不住想与人争吵，基于这个原因，他的家庭医生让他服用抗忧郁药，然而，服药1年来，他并没有感觉有

十四　良药不苦口，开心小柴胡

073

所缓解，"只是我不需要天天走进那倒霉的办公室，我的大部分工作，可以在家里完成。"哈维紧锁眉头，自嘲地说。他说自己对中医很感兴趣，因为上大学时，他的室友因为严重的失眠 GP 没有办法，就是中医大夫治好的。

毕竟是名牌大学的毕业生，哈维思维严谨，语言幽默，他对我的问诊十分配合，对自己病史的叙述非常清晰。他总是在我打算继续追问的时候及时给予补充。比如咳嗽，他会告诉我他一般会在情绪不好时加重，一阵剧烈的咳嗽后会有痰液咯出。当我问他咳嗽的伴随症状时，他说，咳嗽严重时会感觉胸痛并且向两胁部放射，而且最近 1 周每天下午 3～5点自觉时寒时热。查其舌质红，舌苔白，脉弦。可见，哈维的咳嗽与情绪有关，伴有胁肋胀痛及日晡寒热往来，应属邪正相争之少阳证，明·徐彦纯《玉机微义》所云："肝脏发咳，两胁下痛，甚则不可以转，转则两胁下满。"也证实了肝郁不舒可以引起"肝咳证"。我决定以舒肝解郁、化痰止咳为法，方用小柴胡汤合二陈汤加味：

柴胡 12g	黄芩 10g	法半夏 10g	党参 10g
陈皮 12g	茯苓 12g	川贝母 10g	杏仁 10g
紫苏子 12g	甘草 6g	生姜 3 片	大枣 5 枚

服药 1 周后复诊，哈维说，他的咳嗽有了明显缓解，特别是情绪有了改善，"我觉得心情很舒畅，办公室的家伙们似乎没有那么讨厌了！"哈维满脸笑容地说。又服了 1 周药，他的咳嗽痊愈了，而哈维，也因此成了诊所的常客。他的办

公室离诊所不远，身体不适，就过来抓副汤药，做做针灸；午休时间，有时也会过来聊聊天。用哈维的话说，这里才是他的 GP，他也会介绍一些需要看中医的亲戚和朋友来诊所看病。更重要的是，哈维和诊所还发生了千丝万缕的联系，这是后话。

有意思的是，我的患者们反馈回来的小柴胡汤的味道，应该是众多方子里口感最好的。有人说加点糖像可口可乐；有人说酸酸甜甜似果汁……谁说良药都苦口？这分明印证了《洛书·宝予命》所云："古人治病之方，和以醴泉，润以元气，药不辛不苦，甘甜多味。常能服之，津流五脏，系在心肺，终身无患。"

十五、芭芭拉和约翰的爱恨情仇

我永远也忘不了芭芭拉第一次走进诊所时的样子，确切地说，她是被约翰拖进诊所的。她充满酒气，旁若无人，张牙舞爪，嘴里叽里咕噜地说着"怎么……还不上菜……"我帮助约翰把她扶进诊室，她还在报着菜名。约翰说，她把这里当成了中餐馆。

我在两人面前坐定，问他们我能帮助他们什么。芭芭拉露出笑容，眼睛辣红，一副不饶人的样子。她要我找一个酒瓶塞，把喝剩的酒带回家，她说再也喝不下了。我转向约翰，约翰心疼地看着芭芭拉，说："她心情不好很长时间了，听说中医按摩可以帮助她，我们来试一试，给你们添麻烦了，她刚喝过酒……"当天约诊的病人很多，我把这两位不速之客当成了英国随处可见的酒鬼，并没有多想，就把芭芭拉交给了按摩大夫。

我看到按摩大夫在芭芭拉的百会、率谷、天柱、合谷、内关、足三里、三阴交等穴位进行交替按揉，开始时芭芭拉紧皱眉头，表现出很烦躁的样子，后来才慢慢平静下来。看到约翰焦躁的表情，我对他说："穴位解酒的效果是很慢很慢的，也只能对轻度的醉酒起到一定的缓解作用，而大多数解酒办法对缓解酒后不适的作用有限，很多时候只是起到心理安慰的作用。更重要的是，按摩并不能解除酒精对肝脏和肠胃等器官的伤害。要想身体健康还是少喝酒，尤其不能在短时间内大量饮酒。"

因为预约的患者陆续到来，我开始忙碌起来，也没注意到他们是何时离开的。

大约过了1周，快下班时，一个似曾相识的男人走进诊所，他径直走向我，说："我是约翰。"看到我疑惑的样子，又补充道："1周前我和芭芭拉一起来过，就是那个醉酒的女人。对不起，我不能提前预约，因为我时刻都和芭芭拉在一起，我不知道什么时间能来。"我把约翰请进诊室，他坐下接着说："去年，芭芭拉的儿子和我的儿子死于一场车祸，是我儿子开的车，她的丈夫受不了丧子的打击离她而去了，而我，也失去了儿子这个唯一的亲人……"泪水溢满了约翰的眼眶，他哽咽着说："我知道芭芭拉一定非常恨我，但她从没有埋怨过我。她把自己关在家里，不见任何人，除了我。我经常去看她，她见到我就不停地哭，要不就拉着我去酒吧喝酒。"约翰已经泪如雨下。我从没见过一个男人这么伤心地痛哭，"我在芭芭拉面前，没有掉过一滴泪，可是回到家里，我却整夜整夜地哭……我们需要帮助，因为我们还要继续生活。"约翰接过我递给他的面巾纸，使劲地擦着滚滚而下的泪水。

后来，芭芭拉每周都在约翰的陪伴下来诊所进行治疗，和那天醉酒的女人判若两人。她是一个漂亮而略带忧伤的女人。有时她很安静，说话的声音很低，有时她又很亢奋，语无伦次地说着一些我听不明白的话，不管安静还是亢奋，她都会流泪，而且不停地打着哈欠。记得张仲景《金匮要略·妇人杂病篇》云："妇人脏躁，喜悲伤欲哭，如神灵所作，数欠伸，甘麦大枣汤主之。"芭芭拉应属脏躁症，情志刺激扰乱了她的脏腑功能，肺气虚则悲伤欲哭；心血虚则神乱不安；肝气抑郁则会哈欠连天。我告诉她除了针灸以外，还要给她开一些草药服用，芭芭拉不客气地说："那要合我的口味，否则我一口也不会喝的！"我知道甘麦大枣汤味道不会很差，于是就用了原方：

淮小麦 30g　　炙甘草 10g　　大枣 10 枚

俗话说心病还需心药医，作为医者，细致地研究病人的心理状态相当重要。在找到病人心结的时候，也就掌握了医治此病的命脉。每次治疗，我都耐下心来倾听芭芭拉语无伦次的诉说，她经常说起她的儿子多么聪明可爱，多么淘气而叛逆，每当这时，她的目光中充满了母爱，似乎她的儿子并没有离开她。

在芭芭拉面前，约翰从没有流露过一丝悲哀与无奈，在芭芭拉进行针灸治疗时，约翰总是坐在治疗床边，默默地看着芭芭拉，就像一对相濡以沫的夫妻，那样的场景，真的很感人。

1 个月之后，约翰在电话中预约了就诊时间，他说他打算开始自己的治疗了，因为芭芭拉的症状已经有了明显的缓解，今天和朋友相约去郊游了。

约翰目前的症状主要有：喜静恶动，胆怯易惊，不欲饮食，大便偏干，数日 1 行，时有幻视幻听。舌苔白滑厚腻，脉沉细弦。我用菖蒲郁金汤和温胆汤加减以解郁宣窍，清化降浊：

石菖蒲 10g　　郁金 10g　　清半夏 10g　　橘红 10g
茯苓 10g　　　荷梗 6g　　　枳实 6g　　　瓜蒌 30g

　　芭芭拉和约翰的治疗大约持续了 3 个多月，芭芭拉总是在约翰的陪伴下出现，情绪也逐渐正常；约翰一直瞒着芭芭拉来诊所治疗，症状也有了明显改善。每次治疗结束，约翰都要和我聊一会儿，一天他终于告诉了我车祸的真相——酒后驾驶，车子失控，车毁人亡。我恍然大悟，因为我一直感到英国的交通是最有秩序的，英国人开车是很文明的，英国考驾驶执照之难，在全世界都赫赫有名，英国的交通事故死亡率在欧洲最低。

　　在英国的公路上开车，你会感觉到，英国人真是像织锦绣花一样来对待每一条公路的。每一个转弯，每一个出入口，以至每一个路标、每一个指示灯都是精心设计的，而且还在不断地改进。一会儿这段路上加了一个信号灯，一会儿那条街上更新了路标。在高速公路上，平直的路段比较少，弯路比较多。这主要是为了防止直行过长，造成司机视觉疲劳。另外，路面的修筑还有很多讲究，比如，在弯路上，路面根据弯度大小和行驶方向稍有倾斜，开车经过时，只要轻轻拨动方向盘，车子就依势而动，顺势而下，使你感觉人与车、车与路浑然一体。英国雨多，道路有很好的排水功能，经常是暴雨刚过，彩虹在天，而路面就已经干了。公路上的各种交通标志清晰明确，一目了然。只要有路，哪怕是深山老林之中，交通标志都是规规矩矩的，绝不因人迹罕至而有些许的敷衍马虎。另外，路修得勤，只要开车出门，总能看到有的地方在修路——先闪入眼帘的是提示多少米之外正在施工的标牌，然后就能看到身着色彩明艳工装的修路工人，接着就该是小心翼翼地驶过人少机器多的工地了。

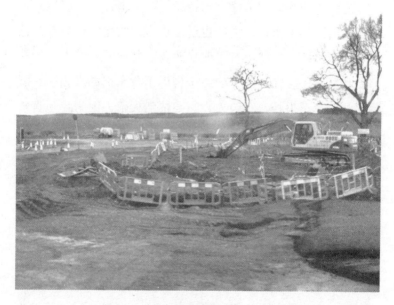

道路维护

和处处相同的交通标志一样，人们遵守交通规则的认真劲儿，也是一样的。在没有一辆来往车辆、空空荡荡的路口上，经常可以看到一辆车孤零零地停在那里，安静地等待绿灯；在拥挤的下班时间，公路上整整齐齐地排列着长长的车队。虽然车窗里的脸是焦急的，但没有人捣乱车队的秩序，没有人把自己的车子夹在两队之间，使三条车道变成四条或五条；在狭窄的路口，大家自觉采取"拉锁式"通过，井然有序，绝没有几十辆车在路口堵作一团，任红绿灯交错闪烁，相向而对的车头一动不动的"壮观"景象。

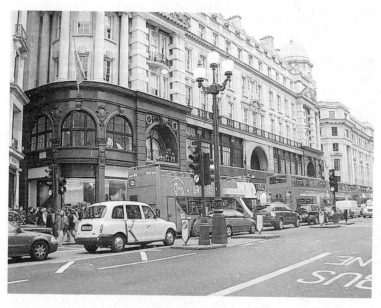

伦敦市中心拥挤而有序的交通

在英国考驾照时必须在城市街头驾驶 30 ~ 45 分钟，在 22 个规定动作中，如有一个不合格，就只好下次再来。我在英国曾看到过这样一则电视报道：有一位 60 多岁的老太太，从 25 岁开始考驾驶执照，考了近 40 年，出入考场 30 多次，花在学习和考试上的钱近万英镑，还是因动作不符合标准而没拿到驾照。

世界卫生组织的事故调查有一项统计，大约 50% ~ 60%

的交通事故与酒后驾驶有关，酒后驾驶已经被列为车祸致死的主要原因。英国人嗜酒，饮酒是人们业余生活的重要组成部分，但是英国对酒后驾车的处罚是很严厉的。初犯即吊销驾照一年。现在已经无从考证芭芭拉和约翰那两个青春年少的儿子是出于什么心理酒后驾车，我们只是知道，他们的人生因为酒驾戛然而止，而带给他们家人的，却是无尽的哀痛与难解的忧郁。

十六、1+1=3

　　伦敦的夏天就这样悄悄地来了，平静而舒适，雨水也没有那么多了，阳光暖暖地晒在身上，心情都跟着飞扬起来。

　　正在治疗室里给患者扎针，一缕晨光从治疗室的窗帘缝隙射进来，同时传进来的，还有诊所经理和前台娜娜的笑声和祝贺声。我结束了治疗，脚刚迈出治疗室，还没站稳，就被一个高大威猛的身躯拥进了怀里——熟悉的香水味告诉我，是罗斯。她不说话，只是不停地拍着我的背，我也轻轻地拍着她，我们就这么站着，谁也不说话，过了一会儿，我慢慢推开她，看着她的脸：那是一张因为兴奋而涨红的脸。她一闪身，我看到她背后的男人，手里拿着一张报告单，语无伦次地对我说着"旦克油"，罗斯转身接过报告单，递到我的手里，指着照片上显示的胎囊说，"我终于怀孕了！上周我买了1个测孕棒试了一下，是阳性，我都不敢相信，又去私人医院做了B超，你看，你看，多好的小家伙！"

　　上周罗斯来复诊，她已经停经35天，基础体温上升至高温相已达到了19天，我预感到我们要成功了，我让她买个测孕棒测一下，没想到她还去私人医院做了B超，对她来说可是价格不菲啊。

　　罗斯已经有了明显的早孕反应，她感觉食欲不振，每天清晨轻度恶心，闻到一些气味就会突然呕吐，另外还有头晕、体倦、嗜卧、嗜睡等，她要求我再给她开一些汤药，我查其舌质淡红，舌苔薄白，脉象缓滑，便用四君子汤加味以健脾和胃、降逆止呕：

太子参 20g	白术 15g	茯苓 20g	竹茹 10g
黄芩 6g	生姜 3 片	大枣 6 枚	橘红 6g

我让罗斯把药煎得浓一些，每次少喝一些，又嘱咐了一些饮食起居细节：不要吃难以消化的食物，多吃些淀粉类食物如面包、饼干、土豆、米饭等；不要吃油腻的食物和油炸的食物，可以吃一些喜欢的水果、每天要喝牛奶；生活要有规律，注意劳逸结合。罗斯边听边点头，情绪也渐渐平静下来，这才想起向我介绍他身边的男人，他就是那个让罗斯因为爱而"背井离乡"的男人——苏拉曼，罗斯的丈夫，有着和罗斯一样黝黑的皮肤，洁白的牙齿，魁梧的身材，我祝贺他要当爸爸了，告诉他要给罗斯充分的关怀、体贴和照顾，不要让她生气或经受不良精神刺激。苏拉曼再次谢了我，对我说，"我的姐姐和姐夫今天也来了，他们也是一直没有孩子，医院检查的结果是他们很难怀孕，需要人工授精，第 1 次是免费的，但是没有成功，如果再做，就需要很多很多钱了，他们拿不出，本来已经想放弃了，看到我们的成功，他们也想试一试。"

苏拉曼的姐姐萨利卡和姐夫埃坦都已经 38 岁了。萨利卡 3 年前开始闭经，西医诊为"卵巢功能早衰"，去年开始使用激素替代治疗，月经按月而行，此时正值人工月经第 3 天，血量极少。主诉潮热汗出，心烦易躁，肩周疼痛，两膝亦痛，舌质淡红，舌体胖大，舌边有齿痕，舌苔薄而少津，脉细。证属肾亏津伤，脾气不足，冲任受损。治拟补肾益冲，活血调经。处方：

当归 10g	川芎 10g	赤芍 10g
菟丝子 10g	枸杞子 10g	麦冬 10g
牛膝 10g	制香附 10g	炙甘草 3g

卵巢功能早衰是妇科临床常见的难治性疾病，在祖国医学中属"闭经"范畴。《素问·上古天真论》云："女子七岁，肾气盛……二七，而天癸至，任脉通，太冲脉盛，月事以时下，故有子……六七，三阳脉衰于上，面皆焦，发始白。七七，任脉虚，太冲脉衰少，天癸竭，地道不通，故形坏而无子也。"因此，正常妇女应在 45 ～ 52 岁绝经，在 40 岁以前闭经的称为"卵巢功能早衰"。这时卵巢萎缩，卵巢内卵泡消失，体内雌激素 E2 明显减少，子宫内膜萎缩，脑垂体分泌的促性腺激素增加，临床上有面部潮红，阵热多汗，情绪改变等不同程度的围绝经期症状。其原因不明，且由于现代都市快节奏生活，压力过大，目前临床上该病日趋增多。西医尚无确切的治疗措施恢复或保护卵巢功能，而中医认为其病机乃精气易耗难存，对于卵巢功能早衰的患者更是体现了这一点。故治疗时固护精气为首要，即补肾益冲、活血调经，使肾气盛，精血旺，太冲脉盛，则月事以时下。

十六

1+1=3

埃坦向我出示了精液常规报告: 精液灰白色, pH8.0, 液化时间 30 分钟, 精液量 1.5mL, 精液密度 11.71×10^6/mL, 精子活率 38.84%, 精子活力 A 级 8.41, B 级 4.67, C 级 17.76, D 级 69.1。自述身强体壮, 喜肉食, 近日腰痛尿黄, 查其舌质红, 舌苔黄腻, 脉滑数, 我按照肾经亏虚兼湿热下注论治, 给予:

覆盆子 15g	菟丝子 15g	车前子^{包煎} 15g	女贞子 12g
川断 12g	寄生 15g	熟地黄 12g	淫羊藿 12g
滑石粉^{包煎} 30g	黄柏 12g	白茅根 15g	甘草 10g

肾藏精生髓, 主生殖, 为先天之本, 精血生化之源。中医之肾不仅包括解剖学的肾脏, 而且有现代医学的神经、内分泌、免疫、生殖、造血等多个系统的功能。肾精不足, 气血亏虚, 先天不足均可导致男性不育。埃坦素嗜肥甘, 湿热内蕴, 下注瘀阻精室, 以致生殖之精异常, 精子活力下降而致不育。方中覆盆子、菟丝子、淫羊藿、川断、寄生具有补肝肾、益精血的作用, 使肾精生化有源, 促进精液的分泌, 提高精子的活力; 车前子、白茅根、黄柏清利下焦湿热, 有利于精子的生存运动。诸药合用, 共奏益肾生精、利湿之功效, 能改善精子的微环境, 促进精子的生成及质量, 提高精子的活力及成活率, 从而提高生育能力。

送一家人走出诊室, 当罗斯看到坐在候诊区的女患者们时, 又激动起来, 不停地向她们展示她那张有胎囊的B超单。一向外表强悍的她今天被母爱的柔情所取代, 还不忘介绍我的"光辉事迹"——让3年不孕的她5个月怀孕，于是大家纷纷拥抱我们俩表示祝贺。

　　望着罗斯一家的背影，我感慨万千。回想过去的5个多月，从最开始罗斯对我的不信任，到她给我寄来那张淡紫色的圣诞贺卡，再到后来每周二早上上班，第一眼便能看到她坐在候诊区等我。有一次赶上伦敦公交、地铁工人罢工，她居然用了3个多小时步行到诊所。我一直被她的执着与信任感动着。我们共同关注着那曲折的基础体温线，为那条线变成双相而欢欣，为出现高温平台而激动。我坚守着《景岳全书·妇人规》所说："种子之方本无定规，因人而药，各有所宜。"的信念，根据罗斯的月经周期规律用药；同时针对她素多抑郁，肝气郁结，气机不畅，疏泄失常的病理机制，一直配合心理疗法，开导她精神不要紧张，心情必须舒畅，要耐心调治。当这个阳光灿烂的早上罗斯向我展示着那张有着清晰胎囊的B超单时，我也兴奋得无以言表，只是不知道罗斯肚子里的那个宝宝是爱因斯坦还是居里夫人……

十七、英国孩子的快乐童年

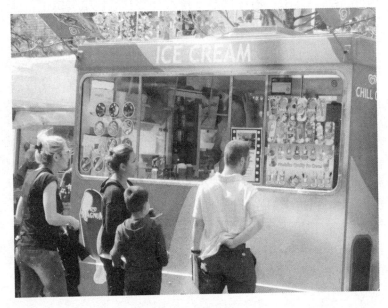

可爱的冰淇淋车

欢快的音乐声响起，就知道是卖冰淇淋的小车来了。伦敦的天气渐渐热起来，每天下午，开车的老人总是把装饰得十分可爱的车子停在我们的诊所门外，附近的小孩子就会围过来排队买冰淇淋吃，就连大人们看到那充满诱惑的蛋筒标志，也忍不住要掏腰包了。

4岁的莉莉自己跑进诊所，并没有像往常一样手里举着蛋筒冰淇淋，她蹦跳到我的面前，拉着我的手，说："我爱你，阿姨。我来做治疗了。"我摸摸她的小脸蛋，经过1个疗程的捏积治疗，莉莉的小脸上有了光泽，她的妈妈跟进来也说莉莉的食欲和大便都正常了，也长胖了。

记得莉莉第1次被妈妈领进诊所时，面黄肌瘦，头发干枯，手里举着1只快融化了的冰淇淋。莉莉妈妈说孩子身体一向健康，只是近半个月来除了冰淇淋什么也不想吃，这两天冰淇淋也吃不下了，大便已经好几天没有解，还伴有烦躁不安，小便黄浊，有时午后有些发热。查其舌苔厚腻，脉象滑数，指纹紫滞。家庭医生说孩子没有病，只是给开了一些助消化的药，莉莉吃了也没有见效。我告诉她，莉莉证属内伤乳食，停聚不化，气滞不行，郁而化热。确实不是大毛病，但是时间长了会影响孩子的发育。我决定采用中医传统的捏积疗法为莉莉治疗。我让莉莉伏卧在床，脱去上衣，露出整个背部，我用两手半握拳，双手食指抵于脊骨之上（督脉之处），两手拇指与食指合力，将皮肤肌肉捏起放下，交替向上，直到大椎穴，共捏6次。第4次时每捏、放3下需将背部皮肤向上提1次。最后用两拇指分别自上而下揉按脊柱两侧腧穴3～5次。因为是第1次做治疗，我的手法很轻，莉莉也没有不适的感觉，我告诉莉莉妈妈，每天带莉莉来做1次治疗，一个疗程需要10天。

捏脊在中国传统医药学中，是一种古老而实用的按摩方法，具有理脾胃、消疳积、疏通经络之功效。这种方法因为在脊背上操作，通过捏拿脊背所产生的良性刺激来治疗疾病，所以称为捏脊疗法，又称捏积。

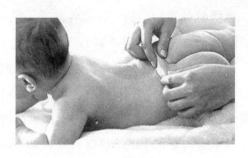

小儿捏脊

做完治疗，莉莉没有要走的意思，正好诊所里没有病人，我就一边和莉莉妈妈聊天，一边和莉莉玩了起来。莉莉从书包里拿出一串彩色项链，挂在我的脖子上，我闻到一股麦香味，仔细一看，这串项链居然是用各种形状的 Pasta（意大利面）做成的，有管状的、蝴蝶状的、螺旋状的、贝壳状的，上面涂着各种鲜艳的颜色，用一根绳子串起来。莉莉妈妈说，这是莉莉今天在幼儿园做的，英国的幼儿园很注重个性与能力的培养。比如要让孩子认识木头的特性，教师就提供大大小小、软硬不同的木块，让他们用锤子、钉子随意敲打，孩子们在钉钉拆拆、敲敲打打中，逐渐获得了有关木头的相关知识。

这时，诊所的门突然打开，一位妈妈用婴儿车推着看似 2 个月大的婴儿进了门，小婴儿在车里大哭，满头是汗。这位妈妈来咨询减肥的问题，我让她先照顾一下啼哭的孩子，没料到她抱起孩子，将诊室的风扇调到中档，把孩子送到电扇前肆无忌惮地吹了起来。这个举动着实吓了我一跳，赶忙去制止，而妈妈却满脸轻松地说"That is OK（这没什么）"。这就是两个月的英国宝宝能够"享受"到的"粗鲁"待遇。

　　孩子，永远是家里的宝贝疙瘩。但这个"宝贝"到底应该怎么带，每个家长都有自己的一套理论。在国内，儿童医院永远人满为患；1个孩子看病，总是4位以上家长陪同；如果医生说孩子不太要紧，只需回家休息即可，家长则会对医生不依不饶；如果孩子发烧，家长会强烈要求给孩子使用抗生素，如果医生认为没有用药指征，家长就会大吵大闹。而我在英国中医诊所工作半年多了，接诊的小儿患者确实不多，我觉得不是英国孩子不得病，而是得益于英国的粗放式教育。

　　在英国的大街上，随处可见准妈妈们挺着大肚子的身影，但有些不同的是：她们很少穿着松松垮垮的孕妇服，取而代之的则是紧身的低腰牛仔裤配以热辣的露脐小背心，似乎是故意想把圆圆的大肚子露出来，有的还在肚皮上纹一些奇怪的图案，感觉更像是炫耀怀孕女人的另外一种风情，却少了些许精心呵护的味道。每每看到这种场景，我都不禁为她们肚子里的小宝宝捏把汗。英国的孩子们在妈妈肚子里接受的第一种教育就是这样粗放的。

　　还有我们诊所旁边披萨饼店主的女儿，小姑娘安妮，刚刚5岁，活脱脱一个洋娃娃。生性活泼好动，身上似乎有永远使不完的劲儿，特别爱在我们诊所里跑进跑出。不仔细观察她稍稍有些不稳的步态，又有谁能相信，就是这样的一个可爱的小姑娘会患有"Niemaoh-Pickdisease（尼曼－匹克氏病）"这种先天性的罕见疾病呢。一般情况下，孩子如果在幼儿期发病，根本长不到成年，安妮每天都要依靠一整瓶的药片维持身体的正常机能，但安妮的父母从没有把他们的女儿看成是娇弱的灰姑娘，而是把她看成骄傲的公主，整天把她打扮得漂漂亮亮的，生活安排得满满当当的：每周一去游泳，周二去医院例行检查，周三去上钢琴课，周五则是轮滑培训，还有周末她最喜欢参加的"Girl party（女孩聚会）"。所以在我们眼中的安妮从来都是精力充沛、阳光灿烂的，她的童年丝毫没有因为疾病的侵扰而变得黯然失色。"不管以后会发生什么，至少我们要送给她一个和同龄人一样，甚至更为快乐的童年"，这是安妮的爸爸对我讲的一句话。他们夫妇俩还会定期去参加一些公益活动，这些活动是由专门研究这类疾病的机构组织的。病人家属们通过这样的活动，互相交流，互相鼓励，彼此间给予精神上的慰藉，同时为研究机构募集捐款。安妮爸爸妈妈的做法，似乎是在为我们诠释了一种博大的关爱。

在英国，当你在小路边散步时，总会看到摔倒的孩子在家长的鼓励下，自己爬起来的情景；在开足冷气的超市里，你也随处可见被放在婴儿车里的小脸还粉嘟嘟的新生儿；在银行或邮局排队时，经常会有淘气的小孩在地上爬来爬去，他们的父母也不会因为地面不够洁净而去制止。这一切对于我们来讲是不可思议的现象，而对于在英国成长的孩子们是再正常不过的了。在我看来，他们的成长历程真是充满了"艰辛与危险"，但也许正是这样从不娇惯的粗放童年才成就了他们将来更为坚毅的人生。

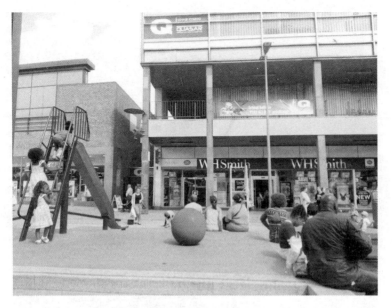

街头运动场尽情玩耍的孩子们

十八、戒

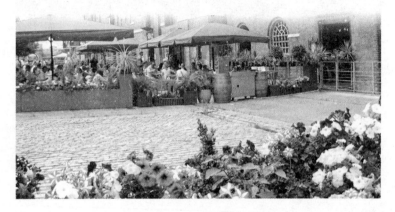

街头酒吧

随着夏天的来临，伦敦阴郁的天变得舒畅起来，湛蓝的天空，疾走的薄云，夏日的暖阳……

今天是周末，晚上约了几个英国朋友一起去金融城的中国餐馆吃饭，下班后，时间还早，我没有急于钻进地铁，而是迎着黄昏的余晖，走进伦敦窄窄的街道。

一路上大大小小、形形色色的酒吧星罗棋布。酒吧营业一般从中午到午夜，最忙碌的时间是午饭、下午下班时和周末的晚上。转过一条街，迎面是一个古色古香的酒吧，雕花的门窗和栏杆，磨砂的大玻璃窗，一群西装革履的男男女女

094

在酒吧门外，一杯在手，或站或坐，谈笑风生。一般下班一族回家前与同事朋友习惯喝上一杯，聊聊工作，传传闲话。我知道，这就是富有特色的英国酒吧文化（British Pub Culture）。人们悲哀了要借酒浇愁，快乐了要举杯庆祝，忙了要喝酒放松，闲着没事更是喝酒的好机会。平时佐餐喝，周末醉酒到周二还头痛，也没有人觉得有什么不妥。在酒吧恐怕不难找到风度早已消失殆尽的律师、医生，甚至警官、议员。好像没听说英国酒吧破产的，因为那里永远不愁没有顾客。

"琳达，你好！"走着看着，突然听到一句蹩脚的中文——克丽丝汀站在我的面前，手里举着一只又高又大的啤酒杯，应该就是传说中的一品脱吧———一杯差不多就可以装一瓶啤酒。"也来喝一杯吗？""噢，不，你好！最近怎么样？"克丽丝汀是我的一位病人，她是因为酒后从楼梯上摔下，扭伤脚主动要求戒酒治疗的。记得她来诊所跟我谈，说不要全给她戒掉，要给她留一点点，当时她用手比划半杯的样子。我一直用耳穴埋豆配合体针给她治疗，克丽丝汀感觉不错，酒没戒，但酒量减少了，每天半杯红酒，腹围明显减小，她说已经达到了减酒减肥的目的，现在2周做一次治疗。我盯着克丽丝汀手里的大酒杯，疑惑地看着她。克丽丝汀有些不好意思，她像小孩子犯了错误一样，手足无措地说："我很好。今天天气真好啊。我丈夫最近去治疗了吗？"

克丽丝汀的丈夫马歇尔是英国男人中极其少有的不饮酒的人，但是却有极大的烟瘾。他是一名大学老师，从2007年

7月1日起，英国立法开始实行公共场所全面禁烟，在公共场所吸烟，就要被处以50英镑罚款。烟蒂也不能随处乱扔，否则，要被处以80英镑的罚款。学校的所有范围被定为非吸烟区，要求教师、家长不得在学生面前抽烟。于是，马歇尔决定戒烟，他参加了大学对烟民提供的免费戒烟体验，还使用Boots（英国药妆品连锁店）免费提供的、贴在胳膊上的一种有烟草味道的戒烟贴片。据说这样可以随时亲身体验烟草的臭味，时刻被提醒烟草的危害。

我告诉克丽丝汀："马歇尔的戒烟决心很大，但是戒断症状也很明显，他是个非常有毅力的人，坚持喝我给他开的含有鱼腥草的戒烟汤，那个味道一般人都不能接受；他坚持针灸治疗，而戒烟穴是非常敏感的穴位。我会帮助他尽量减少戒烟的不适反应。"我希望克丽丝汀能多关心她的丈夫，帮助他成功戒烟。谁知克丽丝汀打开了话匣子，说自己出来喝酒就是因为马歇尔在家发脾气。以前每到周末两个人都会到周边国家旅游，从马歇尔戒烟开始，就哪儿也不想去了。他完全像变了一个人，下班回来就是在沙发上睡觉，醒了就不停地打哈欠，跟他说话也没有反应，所以自己就跑出来躲清静了。克丽丝汀叹了口气，把杯子里的啤酒一饮而尽。我拉住她的手，告诉她，"你要配合我的治疗，回家陪陪马歇尔，明天把他拉出去踏青，多运动、深呼吸，用其他活动分散他的注意力，帮助他摆脱烟瘾。还要夸奖他牙齿及手指再没有难看的烟渍，身上没有了让人厌恶的气味，体能和精神状态也充沛多了。鼓励他坚持下去，这样你们两人都会成功的。"

告别克丽丝汀，只见不远处的写字楼下，几个人或站或蹲，我以为是流浪汉，走近细看才发现，他们穿着得体，只是手上都拿着一根烟，很明显是周末加班一族抽空到楼外过把烟瘾。在强有力的禁烟令威慑下，烟民们犯烟瘾后只能到楼外吹着冷风吸烟，而有些地方还禁止在办公楼门口吸烟，一些烟民只好无奈地成为都市中的"流浪者"。而且，英国的烟盒也是我见过最恐怖的包装——在显著的位置印有大大的黑底白字"WARNING：Cigarettes cause cancer（警告：吸烟患癌）"，或是印有大大的骷髅头，或是印有令人难受的有关肺癌的图片。英国的烟民虽然不断承受一次次心理上的冲击，但是吸烟者还是有增无减。

迎面走来一位印巴裔的小伙子，让我想起了我的病人——巴基斯坦小伙子托尼，他和他的双胞胎哥哥从12岁开始吸食大麻，后来又开始吸食海洛因。不久前，托尼的哥哥在一次狂食滥用之后上吊自尽了。托尼决定彻底戒掉毒瘾，还要把他和哥哥的经历写成书，告诫那些还在吸毒的人们。托尼说，大麻的危害在于它是个"入门药物"，很多人吸食海洛因、可卡因等烈性毒品，往往都是从用大麻开始的。托尼就诊时有严重的戒断症状：恶心，肌肉疼痛，流泪流涕，出汗，腹泻，呵欠频作，自觉燥热，失眠等等。查其舌质偏红，舌苔薄白，脉弦细。我以调神定志、疏调气血为法，以水沟、大陵、神门、合谷为主穴，足三里、照海、申脉、内关随症加减，以泻法为主。耳针选肺、神门、皮质下、内分泌；配心、肾、肝、交感，以低频脉冲电流刺激，每次30分钟，每日1次。刺激结束后在上述穴位贴压王不留行籽。几次治疗后，托尼的症状有了明显的改善，他还介绍了几个吸毒戒断症状明显的朋友来诊所接受治疗。

在英国，吸烟和酗酒也被视为吸毒，只不过香烟与酒是合法毒品。英国对未成年人禁用毒品的教育，很早就开始了。从11岁起，学校和社区就对未成年学生进行远离毒品的教育，发现苗头，马上教育、疏导，协同社区、家长、社会力量一起做工作，向他们讲清毒品的危害，但是吸与不吸终究还是由本人选择。

正点到达中餐馆，我让朋友们每人点1个菜，看得出他们很兴奋，而且都不是第1次吃中餐了。很快，黑椒牛柳、豆豉排骨、脆皮烧鸭、油炸春卷、油炸鸡球、油炸虾片的菜单就出炉了——这就是英国人眼中的正宗中餐。记得我曾经看到过1篇报道，题目是《Your Chinese Takeaway contains a glass of fat（你的中餐外卖里含有1酒杯容量的脂肪）》，文中称：一份典型的中餐外卖热量是2823Cal，脂肪也高达132.5g，35%的英国人每周至少点2次外卖，其中中餐为不少人之最爱。而British Food Standards Agency（英国食品标准局）的标准是：每100g食品中脂肪含量高于20g即为"高脂肪"。该局建议男士每天摄取脂肪控制在2500Cal，女士为2000Cal。这篇报道当时被曾各大媒体转载，让人不禁担心中餐馆在英国的生存，如今看着他们狼吞虎咽地吃着油炸食品，我忍不住问他们是否看过这篇文章。朋友们笑着说当然看过，但美食的诱惑又有谁能抵御得了呢？其实，英国人喜欢的是高热量的英式中餐，绝非我们中国的正宗菜肴。

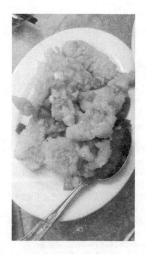 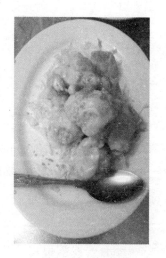

中餐店的脆皮烧鸭　　　　　　　中餐店的油炸鸡球

　　英国政府不断地向吸毒宣战，向酒精和香烟宣战，向高热量高脂肪的食品宣战，但几乎都是无果而终。在英国，酒精、烟草、毒品、垃圾食品无处不在，怎是一个戒字了得？！

十九、一个丈夫四个妻

　　已经连续一周没有下雨了，伦敦的天气忽然变得有些燥热。经理把诊所前后的门都打开，才有了一丝微风吹进诊室。这时，一位中年男子身着白色无领大袍的典型阿拉伯服装，领着4位穿着黑色长袍，蒙着黑纱的妇女鱼贯而入。随之而来的，还有一股浓得化不开的香水味。中年男子微笑着对我们说："阿塞拉姆阿拉库姆。"我知道这是阿拉伯语"你好"的意思，他又自我介绍道："我叫穆罕默德，这是我的4位妻子，听说你们这里没有男医生，今天特意带她们来找女中医大夫吃中药、扎针灸。"

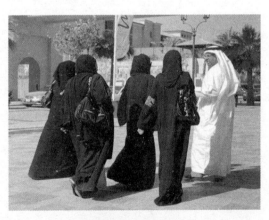

穆罕默德和他的妻子们

　　穆罕默德这个名字我听过很多遍了，在我的印象中，似乎阿拉伯男性都叫这个名字。我的目光停留在那 4 位只露出大大的眼睛，个子高矮、身材基本一样的女人们身上。她们顺从地按照穆罕默德的安排依次在候诊椅上就座，穆罕默德回过头对我说："医生，她们一个一个来吧。"

穆罕默德的第 1 位太太多拉，今年 45 岁，她说自己严重脱发，伴头晕目眩，心悸气短，耳鸣腰酸，倦怠乏力，纳差失眠，大便溏薄。询问经、带、胎、产史得知，她已经给穆罕默德生了 3 个孩子，最大的已经 28 岁了，最小的还不到 10 岁。月经经常错后 1 周以上，经量少，经色淡。说着多拉慢慢摘下面纱，只见她面色无华，头发稀疏枯黄，查其舌苔薄白，舌质淡有齿痕，脉虚细无力。证属气血双虚，治宜益气养血，选八珍汤加味：

党参 20g	黄芪 20g	山药 15g	白术 15g
茯苓 10g	当归 10g	白芍 10g	熟地黄 20g
砂仁^{后下}6g	川芎 5g	甘草 3g	

针灸选择肾俞、三阴交、风池、百会、头维、生发穴等为主穴，双侧取穴，风池用泻法，其余诸穴用补法，中等刺激，留针 20 分钟。《本草纲目》云："发乃血余。"《难经·四十七难》中说："人头者，诸阳之会也。"只有阳气上达，阴血上奉，则发荣色润，反之会失养而脱。

二太太姬玛，坐定后就摘下面纱，和多拉相反，姬玛说话的声音很大，语速也很快，一边说还一边做着各种手势。她指着胃脘部说，这里经常感觉胀满疼痛，疼得厉害的时候会窜向两胁，她一边用两只手揉着胸胁两侧，一边不停地打嗝、叹气，我问她这些症状是不是和情绪有关，她一把抓住我的手说："太对了，一生气就严重，不想吃饭，然后大便就拉不出来了。"我点点头，开始看舌苔、诊脉，她的舌苔薄白，脉弦。这是典型的肝郁气滞证。应以舒肝解郁，行气止痛为法。选用柴胡疏肝散加减：

柴胡 20g	川芎 10g	枳实 10g
香附 15g	陈皮 6g	厚朴 10g
白芍 10g	半夏 6g	甘草 5g

本病病位在胃，涉及肝、脾。脾胃居于中焦，中焦受阻，木克土虚，气机郁滞则克脾犯胃；脾胃之气为一身之气的枢机，中气虚弱则枢转气机被郁，导致中焦脾胃之气升降失调，气血运行受阻而出现肝胃不和的一系列证候。因此治以舒肝理气，畅通气机，调理脾胃，使脾胃功能恢复，达到标本同治的目的。

三太太艾丝特长得很漂亮，大大的眼睛，长长的睫毛。她只有 30 岁，但是动作却很缓慢，坐下时还用右手扶了一下腰。果然，腰痛已经陪伴她 3 年多了，做过各种检查都没有结论。艾丝特说腰骶部有刺痛感，久坐站起和弯腰时都不方便，夜里经常会疼醒。月经也不正常，经量不多，颜色黑有血块，查其舌质紫暗，脉涩。她是四个太太中唯一一个没有生育过的。我以活血祛瘀、行气止痛为法，以身痛逐瘀汤加减：

桃仁 12g	红花 10g	川芎 10g	秦艽 15g
羌活 12g	川牛膝 20g	当归 15g	没药 6g
香附 20g	甘草 6g	续断 20g	

因为英国禁用虫类药，所以祛瘀通络止痛有奇效的土鳖和地龙都不能使用。针灸穴位取腰阳关疏通局部经气，活血祛瘀，行气止痛；命门、肾俞补益肾气、温肾益精；遵"腰背委中求"之训，循经取委中穴以疏通经气；志室、太溪滋补肾阴；再据证辅以具有温通气血、扶正祛邪作用的艾灸和具有疏通经络、祛除瘀滞、行气活血的拔罐给予治疗。

四太太百丽儿 25 岁，比穆罕默德的大女儿还小 3 岁，仔细观察发现，肥大的长袍遮住了她羸瘦的身体。与前 3 位太太不同，百丽儿坐在诊桌旁却不主动说话，而是我问一句，她答一句。问她是否有孩子，她说她是一对龙凤胎的母亲；问她哪里不舒服，她说都很好；问她月经情况，也说很规律，没有问题；问她饮食二便，也没有异常。我拉过她的手，打算先给她号号脉，她顺势握住我的手，说求我一件事，不知我能不能做，还没等我回答，百丽儿就自顾自地说起来："我从小就瘦，但是身体很健康，可是胸部很平，又不想做隆胸手术，医生，有没有办法给我丰胸呢？"说话时，百丽儿一直低着头，我也拉住她的手，告诉她："拥有理想的身形，是全世界女性的梦想。中医学上，乳房的发育，与脏腑、经络、气血等有密切关系，而其中受肝、胃、肾经等影响最大。若失调的话，是会影响胸部发育的，我会通过药物和针灸、按摩的方法帮助你调理。"

安顿穆罕默德的 4 位太太在治疗室的过程中，我发现阿拉伯妇女看起来衣着简单，其实不然，她们浑身几乎戴满各式金银首饰。她们每人都挂着一圈又一圈金项链，10 个手指几乎戴满了或金或银的戒指，手腕和脚腕上都戴着精致的镯子与小铃铛，十分别致，充分显现出披金戴银的雍容华贵。

走出治疗室，穆罕默德并没有让我告知他的每位太太都出了什么问题，而是继续兴致勃勃地给诊所经理介绍他的家庭，我坐下来听着他的述说。穆罕默德一家是阿曼苏丹国人，妻子们给他生了 5 个女儿和 6 个儿子。看到我们的疑惑，他给我们背诵起《古兰经》来："你们可以择娶你们爱悦的女人，各娶两妻、三妻、四妻；如果你们恐怕不能公平地待遇她们，那么，你们只可以各娶一妻……这是更近于公平的。"看来一夫多妻制存在的前提是丈夫必须善待每一位妻子。穆罕默德说在一个 4 个老婆家族里，男人必须准备 4 套房子，老公对所有老婆福利均等。假如给 1 位老婆买了宝马，那么，必须给其他 3 位老婆购置同等级和档次车辆，男人不可以对 4 个老婆厚此薄彼。每周，他会轮流在每位妻子的屋里住上 1 天，其他时间，他则到自己的小牧场独居。穆罕默德骄傲地说，他的 4 个妻子相处得很和睦，轮流做饭、分担家务事，其乐融融。空闲时，他会和 4 个妻子一起带着孩子们到野外或海边游玩。

穆罕默德看到我们饶有兴趣地听，显得很兴奋，他站起来，在诊所的大厅里踱着步，似乎忘记了他是带妻子来看病的。我看到他的白色长袍的领口处有 1 条约 3 0 厘米长的绳穗垂于前胸，穗底部有一花萼状开口。穆罕默德告诉我们这里边是喷洒香水，放香料用的。原来，这就是那浓烈香水味的来源。他还说，大袍比其他式样的服装更具抗热护身的优点，无论白色或其他颜色的大袍，在吸收外来热量的同时，里面形成一个通风管，空气自下而上流通，犹如烟囱一样，使人体感到凉爽。

在穆罕默德看来，众多的妻室儿女是自己财富和地位的象征。我只是不明白，一夫多妻多子，男人即使是神仙也无法解决这么复杂的家庭矛盾吧。这也一定程度上体现了阿拉伯民族的思维方式和民族特性，否则无法解释这种婚姻制度为什么会延续到人性高扬的当代社会。

治疗结束，4位太太各自拿了自己的草药，预约了下次的就诊时间，跟着穆罕默德顺次而出，她们几乎齐声对我们说着"哈姆杜里拉"（感谢真主）。尽管听穆罕默德讲了那么多关于一夫多妻的故事，但是看着她们的背影，还是感觉阿拉伯世界的男人和女人们，就像他们的长袍一样神秘。

十九　一个丈夫四个妻

二十、日光浴

这是我在伦敦度过的第二个夏天。英国本地人都说这个夏天是近年来最热的，翻开报纸、打开电视，满眼的"Scorching（灼热）"。卫生部门忙着介绍防暑降温的办法；气象局发出了3级热浪警报。在英国，热浪警报最高级别是4级，到了4级就进入紧急状态了。但对我来说，依然感觉很凉爽，似乎只有北京春天的感觉。即使艳阳高照，白天的最高温度也不过摄氏31℃上下，用"烈日""酷暑"来形容似有不妥；夜间的气温都是摄氏十几度，晚上睡觉必须得盖被子。大街上的人们，穿短衣短裤者有，穿长衣外套的也不少，虽然大家都在抱怨天热，但往荫凉地儿躲的少，往大太阳底下跑得多。刚刚过去的周末，我们到小区附近的公园玩，发现公园的绿地上，躺满了晒太阳的人，穿休闲装的有，穿比基尼的也大有人在。也难怪，英国的天气，凄风苦雨日多，艳阳高照天少。好容易有个连续1周的大晴天，尽情地沐浴在明媚的阳光下，实在让人心情舒畅。

周一的早晨，依然阳光耀眼。我和诊所经理一边收拾候诊厅，一边议论着我们的快乐周末。一个熟悉的身影推门而入，"琳达！"她微笑着朝我打着招呼。"西西莉亚！"我也认出了她——那个在去年圣诞节后来诊所治疗的、十分想和男朋友去西班牙日光浴的女律师。她没有穿那身黑色的职业装，而是穿了一件很时尚的橘色连衣裙。经过 4 个多月的治疗，西西莉亚已经在四月底结束了全部的疗程。她的失眠、便秘都已经缓解，月经正常了，特别是她身上、脸上的深褐色斑块已经变浅，有部分斑块完全消失了。记得西西莉亚在最后 1 次治疗结束时跟我说的话："这回我可以穿上比基尼，去西班牙晒日光浴了。" 2 个多月没见，西西莉亚的气色很好。今天没有预约，她显然不是来看病的。果然，西西莉亚问我，现在忙不忙，可不可以聊一聊？

坐在诊室里，西西莉亚把连衣裙脱下来，让我看她在西班牙海滩晒过的皮肤，现在她的肤色应该叫古铜色，棕红还泛着亮光，西西莉亚用了一个词 "Suntan"，我赶紧打开我的快译通，上面的解释很简单："晒黑。"西西莉亚丝毫看不出我的疑惑，继续兴奋地说着和男朋友的西班牙海滨阳光之旅。她滔滔不绝地讲着：人的皮肤暴露在太阳光下，皮肤与阳光的 "光合作用" 生产出维生素 D，维生素 D 是保持人体健康的重要微量元素。与其他维生素，比如维生素 C 所不同的是，维生素 D 很难从食物中摄取。人体所需维生素 D 的最主要来源是皮肤接受阳光的照射。人体缺乏维生素 D，可导致多种严重疾病。比如，心脏病、糖尿病、癌症、血管硬化等等。"我在西班牙住了 1 个月，吸收了足够的维生素 D，还获得了 Suntan，变成了阳光女人。"听到阳光女人这个词，我突然想起上周来诊所的一位治疗咳嗽的伦敦女孩。她第 1 次来时细皮嫩肉、白白净净的，第 2 次复诊时，我发现她全身的皮肤呈现古铜色，表面有一层干裂得像米汤皮似的絮状物，

二
十

日
光
浴

107

只有泳装遮盖的部分是正常皮肤，我当时的表情一定十分惊讶，我对她说："你晒伤了，需要我帮忙吗？"小姑娘不屑地看着我，说"我是 Sunny girl（阳光女孩）"。"嗯，我想说，我还是不太明白为什么你们都喜欢把自己 Suntan，我记得 Jane Austen（简·奥斯汀）的小说《Pride and Prejudice（傲慢与偏见）》中的主人公伊丽莎白就认为自己不够美，因为她的脸颊棕红，那是在乡间的小路上走的太多的标志。"我很小心地说着，生怕西西莉亚听了我的话会不高兴，"我记得古铜色是干粗活的人的肤色，上流社会的绅士淑女是不屑的啊！""你还活在 19 世纪晚期的维多利亚时代。"西西莉亚显示出她的律师本能，反驳着我："现在 Suntan 在大多数英国人眼里，是健康、自信甚至性感的标志。一身没有经过日光浴的皮肤，就不好意思称自己是阳光男孩、阳光女孩了。"

听了西西莉亚的这番话，我的脑海中突然闪现出几个画面：英国电视肥皂剧的明星们常常是一脸阳光的面孔，紫铜色的胸脯，棕红泛着亮光的大腿，杂志上的封面女郎、歌星名人甚至政客，似乎都是一身全天候、全年候的古铜肤色，这"必须色"几乎成了"成功人士"的标签；一旦太阳高照，男男女女就身着泳装，涌上沙滩、公园、绿地，甚至自家的后院，晒得浑身通红冒油；化妆品店中，各种 Self-tan（自我上色）的霜啊、露啊的摆满柜台，难怪初夏时我想买 1 瓶纯色的防晒霜，竟然找了半天，最后从柜台的角落里找到了。

"总之，我是特意来感谢你的。"西西莉亚笑着对我说，"我听了你的话喝了 4 个月黑黑的苦茶（指我给她开的汤药），那个味道实在是太难喝了。"西西莉亚做了一个难过的表情，

"但是，你让我的脏皮肤恢复了正常，我终于穿上比基尼，变成了阳光女孩。你要知道，一脸一身亮铮铮的古铜色，不但形象很健康，更重要的是，它是富有、悠闲、成功的标志！"

送走西西莉亚，邮差送来报纸，第一版的大标题就是"晒多少太阳最健康？"文中写道：据 Cancer Research UK（英国癌症研究）机构最新的调查显示，过去 25 年中，皮肤癌是英国人各类癌症中发病率增幅最快的，每年新增病例超过 1 万人。在 20 多岁的英国女性中，皮肤癌成为第一大癌症。专家相信，这一趋势与日光浴的流行有直接关系。文章特别提出："Santan" 在医生眼里不是健康的标志，而是皮肤被阳光灼伤的后果——过分暴露在阳光下，可以导致皮肤癌。

报道中还提到，如果不去躺在太阳下晒，仍然要保持一年四季跟晒太阳效果一样的古铜肤色，那只有用这个办法——"Sunbed（太阳床）"，太阳床实际上就是个紫外线灯箱，让人躺在紫外线灯下烤。所不同的是，现代的太阳床发出的紫外线强度，是太阳光紫外线强度的十几倍甚至几十倍。调查显示，英国至少有 25% 的成年人和 6% 左右 11 ~ 17 岁的少年在使用太阳床，而对其潜在的危险却很少有认识。研究显示，在日光床上接受的紫外线辐射超过安全健康标准程度两倍，而英格兰 90% 的日光床都没有达到英国和欧洲的紫外线辐射安全标准。Committee on Medical Aspects of Radiation in Environment（环境辐射医学委员会）发表的报告说，英国因使用太阳床照射而导致皮肤癌死亡的人数，每年至少有 100 人。报告还说，许多中小学生课间休息跑到经营太阳床的美容店，像买软饮料一样使用投币式的太阳床。一个叫 Kelly

Thompson（凯丽·汤普森）的 10 岁女孩子，花 8 英镑买了 16 分钟的太阳床照射，结果导致全身 70% 的皮肤灼伤。报告呼吁要规范对太阳床的经营管理，明令禁止 18 岁以下未成年人使用太阳床。

文章在结尾用很大的字体标注：不要因为害怕患皮肤癌而躲着太阳；也不要暴露在阳光下，哪怕是短暂的时间。

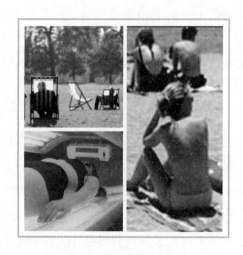

日光浴与太阳床

"你看你看，这阳光一好，病人都出去度假了，又有两个打电话取消预约的。"诊所经理的话打断了我的思路。我想，不管怎样，我还是喜欢阳光灿烂的伦敦，因为有太多的经历证明，雨云常常会无法预知地突然飘至伦敦上空。

二十一、罗宾和乔治

　　罗宾是诊所的老病人了，30岁出头，十分健壮的样子，但他却患有严重的膝、肘关节骨关节病，也就是中医所说的痹症。医科大学毕业的罗宾，是学护理专业的，一直在伦敦一家医院的手术室工作，最近2年他开始在伦敦的码头上做工，因为他被查出是艾滋病病毒携带者。半年前，罗宾第1次走进诊所，问我们能不能为艾滋病病人扎针时，我还记得诊所经理那惊慌失措的眼神，仿佛眼前站着的是凶神恶煞；罗宾也很不自在，直到我点头说可以做治疗，罗宾才稍稍放松下来。在问诊时，他告诉我，从查出他是艾滋病病毒携带者的那一天，他就辞去了手术室的工作。虽然在英国，艾滋病病人和其他普通人一样，有参加工作和社会活动的平等机会，但是有些个别的工作，如手术室、透析等工作是不可以从事的。罗宾一直在接受政府提供的免费治疗，很有效果，病情没有进一步的发展。码头的工作，是个重体力活儿，他希望我能缓解他的关节疼痛，"我可不能丢掉这份工作，我还要养家啊！"他笑着说，显出一个好好男人的样子。

　　罗宾的症状是典型的痛痹（寒痹）表现：四肢关节疼痛，遇寒加重，夜间疼痛剧烈，晨起屈伸不利，舌苔薄白，脉弦紧。寒为阴邪，其性留滞，气血为寒邪所阻遏，经脉不利则疼痛。我给他开了由桂枝、海风藤、海桐皮、路路通、艾叶等组成的方子让他煎水趁热湿敷，每日 1 次，同时给他的患处进行针灸治疗，隔日 1 次。1 个月之后，罗宾感觉症状有了明显缓解。最近几个月，他 1 周来诊所治疗 1 次。

今天是罗宾治疗的日子，下午 2 点，他准时走进诊所，身后跟着一位白白净净的小伙子，左手扶着腰，很痛苦的样子。罗宾跟我们打着招呼，说道："对不起，请先给我的 Partner 治疗吧，他好像腰扭伤了。"罗宾又充满歉意地转向我，"如果您还有其他的预约病人，今天我就不治疗了，把时间留给他吧，对不起了。"我说："没关系，正好这一小时有空闲，你扶他进诊室吧。"

罗宾扶着小伙子往诊室里面走，看得出来他很心疼，不停地说着："都是我不好，都是我不好。"感觉就像恋人之间的安慰。

经过问诊和检查，确定这个叫乔治的小伙子患的是急性腰扭伤，给他扎上针、拔上罐之后，我带罗宾到另一间治疗室治疗。"他要紧吗？都是我不好。"罗宾内疚地看着我说，"我们刚刚租了一套房子，我让他等我回来再收拾，他不听。""乔治很快就会好的，你放心吧。"我对罗宾说。其实我只是对他们之间的关系心存疑惑，我知道"Partner"这个词一般用于伴侣、同居者，两个男人之间关系再好也应该互称朋友，看到他们之间那脉脉含情的眼神，难道是……

我给罗宾在曲池、手三里、伏兔、阳陵泉、丘墟、昆仑、太溪等穴位施针，告诉他留针 15 分钟后再给他在背部做灸法。当我转身刚要出门时，罗宾叫住我，说："医生，我爱乔治，我们就是 Homosexual（同性恋者），就是你们说的 Gay（男同性恋）。两年前，我在艾滋病门诊遇到他，也许很多人不能理解我们，但是我要说从我看见乔治的第一天起我就爱上他了，去年我们已经登记结婚了。"罗宾语速极快，说完，长出一口气，闭上眼睛。

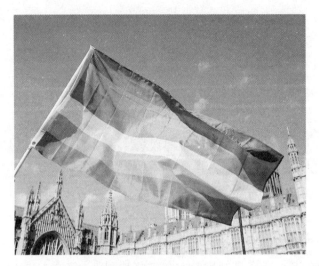

彩虹旗——同性恋的标志

我关上治疗室的门，坐在休息室里，诊所里安静得能听得到墙上的钟摆声，而我的心情却无法平静。这个叫罗宾的小伙子无数次地震撼我传统的心灵，为了接受这个艾滋病患者，我说服了诊所经理；而我自己，每次施针也小心翼翼；对于一切与艾滋病相关的信息，我也空前地关注。

就在上个学期学校开学时，儿子拿回一份通知书让家长签字，内容是学校如何对学生进行性教育的详细情况，包括：

（1）了解关系、爱情、关爱、父母的职责和性。

（2）理解男孩和女孩的发育。

（3）树立自尊。

（4）建立责任感。

（5）清楚性行为可能产生的后果和怎样做父母。

（6）了解有关不同避孕方法和安全的性等方面的信息。

（7）知道如何获取社区指导和治疗等途径。

（8）学会处理同伴压力的技巧。

（9）明确性关系中的法律义务和责任。

还有几节课的专题内容是艾滋病与性病。通知上明确写着家长有权决定自己的孩子是否听性教育的课，我签字表示同意学习。我想，如果没有遇到罗宾，我也许不会让12岁的孩子去上在我们看来对他尺度太大的性教育课。

截止到2003年底，英国有艾滋病患者25000多例。从1996年开始对HIV（人类免疫缺陷病毒）/AIDS（艾滋病，即获得性免疫缺陷综合征）者普遍进行抗HIV的联合治疗，取得了明显疗效。据英国CDC（疾病控制中心）统计：使用抗HIV联合治疗法，AIDS发病数下降了3倍、AIDS的死亡人数下降了4倍、HIV感染者经治疗后，血液中病毒载体量迅速下降、CO_2细胞数上升、呈单纯带毒状态。

但无论如何，艾滋病三个字，对所有国度的人来说都是不治之症的代名词。罗宾能够坦诚地告诉我他是艾滋病病毒携带者，真的需要很大的勇气。病痛的折磨已经让他伤得很深了，我们何必再去撒把盐呢？

半年来，我们已经把罗宾当成了一位普通的患者，今天他居然又带来了他的同性恋伴侣。早就听说经过同性恋人士数十年的努力，英国从2005年开始，已经允许同性恋婚姻合法登记了。根据同性恋合法婚姻的法律，希望建立正式关系的同性恋人需要在当地政府进行"民事登记"，但与异性结婚不同的是，同性关系法律文件的签署不必公开进行。登记结婚的同性伴侣，将享有与异性夫妇几乎同等的各项权利，包括继承伴侣的遗产时享有的优惠税制等。

去年夏天我们去伦敦逛街，亲眼目睹了英国一年一度的盛大同性恋大游行。由警察开道并维护秩序，游行人群浩浩荡荡、整齐有序地走过伦敦市中心，队伍中有身穿军装的官兵，有著名的足球运动员，有英航公司的员工。据说这场名为"伦敦骄傲"的同性恋大游行，有超过50万人参加。英国皇室与伦敦市政府都对这次的同性恋大游行给予大力支持，伦敦市长约翰逊亲自带领游行队伍走上街头。最耀眼的是象征同性恋的六彩花车、气球、旗帜，以及色彩鲜艳的装扮。伦敦的各种游行我也见过多次，那天，却让我目睹了伦敦多元包容的现代文明都市风貌。

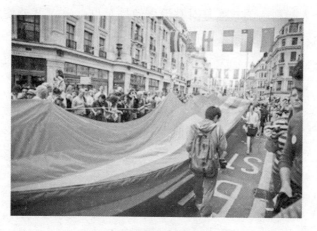

伦敦同性恋大游行

而去年冬天的 Brighton（布莱顿，英格兰南部海滨城市）之旅更是让我们无意中闯入了著名的同性恋天堂。布莱顿是英国著名的旅游度假胜地，有着"海滨伦敦"的美誉。这个紧邻英吉利海峡的城市，以历史、文化、包容和美丽的景色而出名，穿过城市的街道，远远就可以看到深蓝色的海水。冬日的海滩上没有夏天的喧嚣，游人也不多，却不时看到两男或两女牵手而行；或者是骑自行车的男人，载着另一个男人，后面的搂住前面的脖子；抑或是一辆敞篷汽车上两位帅哥并肩而坐，车子驶过，扬起幸福的风，他们天真地笑着。而和我们一起去的一群人中的那个帅小伙被走在路上的男人用直直的眼神使劲扫描了多次，也成了我们这次旅行的笑谈。

治疗结束，乔治感觉好多了，罗宾看上去也平静了许多，在填写预约卡时，罗宾对我说："谢谢你，生活在英国实在非常幸运，我想不出任何一个更宽容的居住地。"他搂过乔治，两个人相视一笑，像是对乔治更像是对自己说："我要使劲挣钱啊，我们还要领养一儿一女呢！"

116

二十二、邱园揽胜

约翰，是朱利安介绍来的一位慢性湿疹患者。第一次就诊时，他打开我给他开的用于湿敷的草药包，居然能说出好几种中草药的名字！约翰告诉我，他是邱园的退休花匠，足足在那里工作了50年。十几年前，邱园和中国医学科学院药用植物研究所联合成立"Kew's Chinese Medicinal Plants Authentication and Conservation Centre（邱园中国药用植物鉴定与保护中心）"，中心的目的是通过共同参与、共享专业知识，建立药材鉴定、成分检测系统。《中国药典》中70%常用中药的对照标本他们都收集了，所以约翰作为邱园的老员工，认识很多中草药也就不足为奇了。

英国人人都是园艺师，很多老患者来就诊时，都会给我们带来从自家花园里摘的带着露水的鲜花，从初春的水仙到夏日的玫瑰，还有我们叫不上名字的绿植。一小盆一小盆的摆满了我们的候诊区。而约翰会带来一些他亲自栽种的中草药，薄荷、桔梗、人参……盆景造型奇特而优雅，绝非一般人可以打造的。病人不多的时候，约翰都会给我们讲有关植物的故事，包括产地、习性，滔滔不绝。说起邱园，约翰言语中透着自豪，他说，那里聚集了众多世界一流的植物学家，具有严谨的学术风格，有自身独特的文化，是世界植物研究中心。约翰对我说："邱园代表着权威，是植物界的名片，你这个中医大夫一定要去看一看。"

八月底的一个周末，迎着伦敦清晨的细雨和微风，我们全家出发，前往位于伦敦西南郊区，被联合国指定为世界文化遗产的 "Royal Botanic Garden，Kew（英国皇家植物园）"，简称为 "KewGarden（邱园）"。

Kew 是小镇的地名，这是一个极为袖珍且格外静谧的小镇：一条长约数百米，一眼望得见头的主干道贯穿小镇，路的这头是地铁站，另一头就是皇家植物园，有谁会相信世界植物学和园艺学的研究中心、全球植物及园艺爱好者的朝圣地——英国皇家植物园就藏身于这样一座小镇之中呢？

从 Victoria Gate（维多利亚门）购票进入邱园，首先映入眼帘的是一座白色建筑——Palm House（棕榈温室）。这是一座外形如倒扣着的船的无梁大温室，又似端放在绿色地毯上的银白色皇冠，它是邱园中最具标志性的建筑。推开厚重的玻璃大门，呈现在眼前的是一片灌木丛生，藤蔓缠树，盘根错节的绿色世界：高大挺拔的棕榈树、椰子树、橡胶树；硕果累累的可可、咖啡、胡椒；枝繁叶茂的香蕉、芭蕉、巨竹、甘蔗、非洲油棕等等，还有许多叫不上名字的奇花异草。无论大树小草，个个都挂着说明自己身份的小牌。手扶白色的维多利亚式铁栏杆，沿着螺旋扶梯盘旋上到二层，可以从难得的角度仔细欣赏那些热带植物的树冠以及隐藏其间的果实；抚摸着椰子树的树梢，不仅令人恍如置身热带，更有一种不知今夕是何夕的感觉。据说这里保存的棕榈类植物中有四分之一在野生自然环境下已经濒临灭绝，许多植物堪称是活化石。面对眼前这些依然展示着顽强生命力的活化石，我不知道是应该感到庆幸还是悲哀。

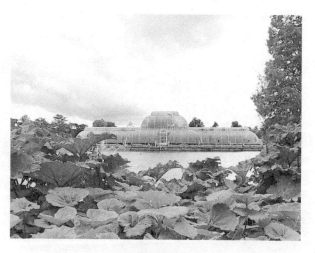

邱园棕榈温室

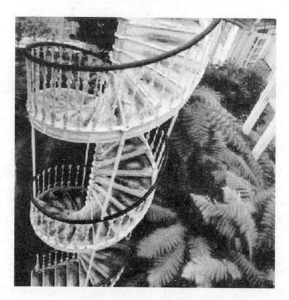

棕榈温室中白色的螺旋形楼梯

走出棕榈温室，展现在眼前的是一大片绿地，高大的林木整齐排列，绵延至远方，两行大树之间是一条壮观的林荫大道，大树下随意地摆放着一把把木制的椅子，我和先生坐在椅子上，拿出导游图寻找下一个温室的位置，回头发现儿子已经和草坪上的松鼠亲密嬉戏起来了。

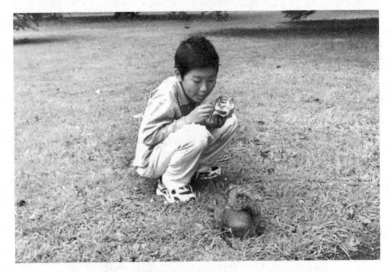

和松鼠亲密接触

在棕榈温室的西南面，是 Temperate House（温带植物温室），它是现存最大的维多利亚时代玻璃钢结构建筑，即使在现代，它在建筑上的美丽也堪称经典。温带植物温室也是与棕榈温室同时代的三座古老的温室之一，温室里面按亚洲、非洲、澳洲、美洲及地中海地区的地理分布，展示了全世界超过 1666 种亚热带植物和部分亚热带树木和棕榈植物。

在棕榈温室北侧，还有一座外形同普通花房的小型温室，被称为 WaterLily House（睡莲温室）。温室中央是一个巨大的圆形水池，我一眼便看到了叶片硕大，叶缘上卷，叶脉如网，宛如一只只浮在水面上的大盘子的植物，那便是大名鼎鼎的世界水生有花植物中叶片最大的亚马逊王莲了。据说这个温室就是为它们而建的。水池中，白色的、粉色的、紫色的、淡黄色的莲花竞相绽放；婀娜的花苞似开未开，欲语不语；淡淡暗香袅袅散发，沁人心脾，使人不愿离去。

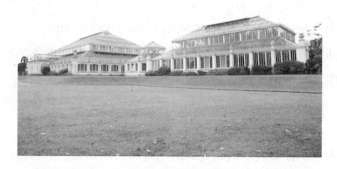

温带植物温室

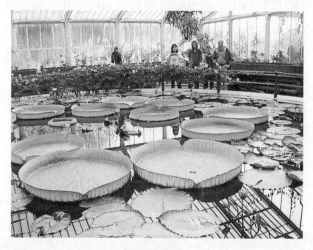

亚马逊王莲

绕过棕榈温室前的池塘，便能望见一个金字塔形的玻璃屋顶，这里就是 The Princess of Wales Conservatory（威尔士王妃温室），它是为纪念邱园的创始者，18 世纪的威尔士王妃奥古斯塔而命名的。1987 年 7 月，同为威尔士王妃封号的戴安娜亲自为其揭幕，从而使它成为邱园中极富吸引力的一座温室，也是最现代化、最先进的温室。室内的电脑系统，随时调节湿度、温度、风速、风向，监控土壤的酸碱度，从而在同一屋顶下营造了从干旱到湿热带的 10 个气候区，以便适应不同气候类型植物的生长。行走在温室的各个气候区中，眼前的景致不断变幻：湿热的雨林区中，生机盎然的蕨类植物令人仿佛重返恐龙时代；热带区盛开的花朵如璀璨的群星点缀在浓浓的绿意间；温暖的亚热带区里，中国式池塘中，飘浮着美丽的莲花，游弋着漂亮的锦鲤；干热的沙漠区生长着各式各样的仙人掌、仙人球，娇嫩的花朵绽放在密密麻麻的锐刺丛中。温室中最漂亮的当属兰花，据说这里一共收集了 370 个属，3750 个分类群，9500 株兰花，绝大部分是纯天然的物种。我一直喜欢兰花的雅致，而感觉这里的兰花又平添了一丝妩媚。诗人屈原就以"秋兰兮清清，绿叶兮紫茎，满堂兮美人"的诗句咏兰，他老人家一定也感受到了兰花的这般柔情吧。这时，屋顶上的玻璃自动打开，上方的管道喷出细细的水雾，让我们领略了这个温室的自动调节系统，而这时的兰花真似"清风摇翠环，凉露滴苍玉"了。

走出温室，雨不知什么时候已经停了，微风拂面，阳光和煦。沿着弯曲逶迤、湿漉漉的碎石小径一路走来，水生花园、树木园、草园、杜鹃谷、竹园等等，令人目不暇接。郁郁葱葱的绿地，星星点点的小花，浸透了烟波水光雾气，青草味混着湿润的地气漫延消散，让人不由得多做几个深呼吸；参天的合抱之木，苍翠浓郁，密集却不至迷失，遮天却不至蔽日，让这些发自维多利亚时期的树影肆意地在脸上、肩上和背上滑动，感觉竟是一种美丽的诱惑……

　　不知不觉间，走到了 Treetop walkway（树顶空中走廊）。这座垂直高度为 18 米的空中走廊，是由曾经设计过伦敦标志性建筑 London Eye（伦敦眼）的著名建筑师 Marks Barfield（马科斯·巴菲尔德）设计的。沿着梯子走上去，便可以融入绿色深处，真正零距离接触栗子树、菩提树、橡树和其他树种"高不可攀"的枝叶。

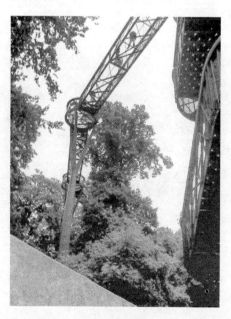

树顶空中走廊

　　不远处的绿荫中，一座颇具中国建筑风格的Pagoda（宝塔）挺拔其中，宝塔是由Sir William Chambers（威廉姆·钱伯斯勋爵）设计的。18世纪时，他曾在中国考察学习东方的建筑艺术，回来后就为邱园打造了这么一座典型中国风格的尖塔。有趣的是，钱伯斯将塔层取偶数10层，而非中国塔常用的奇数层，这也留给后人以遐想的空间。

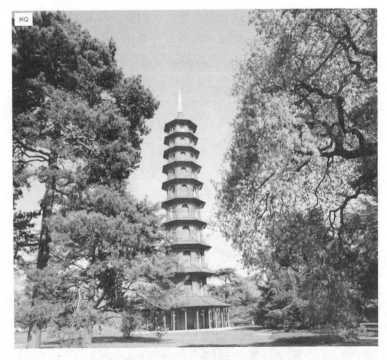

中国宝塔

　　已是黄昏时分，漫步邱园，全身心沉浸在大自然的怀抱，领略融合了人类智慧的优雅空间，唯觉人景共寂，形神俱安。邱园美景，令人只想去呼吸、去感受，去品味，去轻吟……

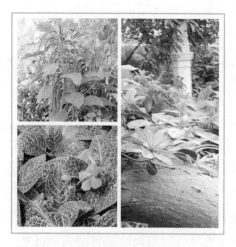

邱园的奇花异草

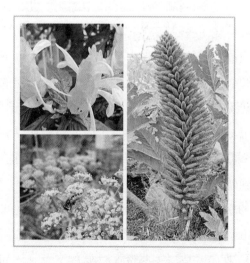

邱园的奇花异草

二十三、丹尼斯一家的喜悦

周六，是我在诊所工作最忙碌的一天，下班后，拖着疲惫的双腿刚走进家门，就听见从二楼房间里传出儿子和丹尼斯的说笑声。

先生迎上来告诉我，丹尼斯的爸爸今天下午送丹尼斯的妈妈艾伦去医院了，路过我家把丹尼斯送过来。这时，电话铃响了，是丹尼斯爸爸打来的，只听他用激动得有些颤抖的声音说着："艾伦刚刚顺产生下了 1 个漂亮女儿，谢谢你帮助了她！我会稍晚一些回家，麻烦帮助照顾一下丹尼斯。"

英国法律并没有明确规定父母不得将几岁以下的孩子单独留在家里，但是从我们租住的第 1 天起，热情的房东伊恩大叔就告诉我，绝不可以让我那不满 12 岁的儿子单独在家，如果让他看到，或者如果因为孩子无人照看而受到伤害，他有权将我和我先生告到儿童保护组织，我们有可能被视作违反法律受到处罚。

英国的学校放学早，基本没有作业，孩子每天背着 1 个空书包上下学，课本都是反复使用的，上课发书，下课交回。偶尔留些作业，也是写一些论文性质的文章，比如"你如何看待罗马人对不列颠的入侵？"等等。学校明确要求严禁粘贴网上的资料，但鼓励读书、引经据典并加入自己的观点。

我们住的社区有 1 个非常大的图书馆，馆内安排有专门的书籍阅读和借阅区、报纸阅读区、免费上网区，以及专门的儿童阅读区。在我没有上班的那半年中，儿子放学后的大部分时光我们都是一起在图书馆度过的。

自从我到诊所上班，每天 6 点才能下班，周六也不能休息，孩子独自在家还真成了问题。儿子似乎看出了我的担心，告诉我，他放学后可以去同学丹尼斯家里玩，他的妈妈准备给丹尼斯生小妹妹，一直没有上班。

丹尼斯住在离我家不远的一条街上。英国的中学，是走班制——在同一年级中，学校会根据每位学生每门课程的掌握情况，分成若干水平的班级，学生们每节课要去相应的教室上课。从国内转入这所中学的第 1 天，老师就安排了丹尼斯负责带领儿子到各个教室上课，因为丹尼斯所有的科目都跟儿子在同一级别，他们两人很快就成了形影不离的好朋友。

儿子经常在放学后去丹尼斯家玩，确实解决了我的后顾之忧。赶上先生出差，我诊所加班，丹尼斯的妈妈就让儿子在她家吃饭。周日丹尼斯来我家玩，我也会给这个金发碧眼的帅小伙儿包顿饺子，做北京烤鸭。

没想到，丹尼斯爱上了中餐，一天跟我说他的爸爸和妈妈要来我家吃饺子。我问了他父母有没有什么忌口的东西，然后去中国超市采购了韭菜、豇豆、莲藕、西芹，准备多包几种馅儿。

周日的傍晚，丹尼斯一家进了门。丹尼斯的爸爸是位电脑工程师，很腼腆的样子；艾伦挺着大肚子，快人快语，非要跟我一起包饺子；而丹尼斯早就跑进儿子的房间玩游戏去了。

韭菜鸡蛋馅、豇豆猪肉馅、西芹莲藕海虾馅的饺子上桌了，丹尼斯的父母看着饺子不知从何下手，我把每种饺子盛在不同的盘子里，连同刀、叉、筷子摆在他们面前。丹尼斯爸爸右手拿刀，左手拿叉，把一个饺子切开，用叉子叉起一半，很绅士地放进嘴里；艾伦直接用叉子叉起一个饺子，一边大口咬下去，一边喊着："太好吃了！"丹尼斯则淡定地拿筷子夹起他最爱吃的韭菜鸡蛋馅饺子，炫耀地放进嘴里。

记得那次吃完饭，大家坐在客厅喝茶。艾伦告诉我她现在已经怀孕32周了，去医院做产前检查，医生说她的胎位是臀位，一周前开始做转胎位的治疗，但是没有效果。如果胎位再转不到正常，可能需要剖腹产，她说为了女儿的健康，最好不要做这个手术。她的家庭医生提出让她看看中医有什么转胎位的办法。

在产科中除枕前位为正常胎位外，其余胎位均为异常胎位，这往往是造成难产的原因。常见的胎位异常有臀位、横位等，其中以臀位为最常见，约占足月分娩总数的2%～4%。臀位是以臀部或下肢为先露部，临床上以经产妇居多。分娩时，如果臀先娩出，最大的胎头后出，而胎儿的肩部和头部的娩出，又必须按一定的分娩机转来转动，以适应产道的各种不同条件方能娩出，因而分娩时，容易发生难产，对母儿均有一定的危险性，胎儿死亡率比枕前位高3～8倍。现代医学对本病的病因不十分明确，可能与羊水过多、经产妇腹壁过松、胎儿在子宫腔内活动范围过大，以及双胎、羊水过少、子宫畸形（双角子宫、单角子宫、纵隔子宫）等有关；胎儿或因骨盆狭窄、肌瘤阻碍骨盆腔影响胎头进入，前置胎盘、胎足伸直等使胎儿衔接受阻，以及胎儿畸形（如脑积水、无脑儿）等因素也有关。

祖国医学文献中无胎位异常的病名，但可见于"难产"或"产难"。其病因如《保产要旨》云：："难产之故有八，有因子横、子逆而难产者"，与现代医学论述是一致的。其病机主要是气血虚弱与气滞血瘀，临床可见孕妇素体虚弱，正气不足，神疲肢软而无力促胎转正；或因平素过度安逸，或感受寒邪，寒凝血滞，气不运行，血不流畅，气滞血瘀；又因怀孕惊恐气怯，肝气郁滞，气机失畅，而致胎位不正。

常说的"十月怀胎，一朝分娩"，这"十个月"的孕胎过程，在妇产科学中是以 42 周来计算的。30 周以前胎位不正，这是因为胎儿体形小，胞宫内羊水较多，胎位还会自行纠正，但 30 周以后，胎位仍不正常，按现代医学的认识，就要人为地纠正了。

按照艾伦的说法，她接受的转胎治疗应该是胸膝卧位法：即孕妇保持头低臀高姿势跪在硬板床上，胸部垫一个枕头，将两手前臂上屈，头部放在床上转向一侧，臀部与大腿成直角。这是一种借胎儿重心的改变，增加胎儿转为头位的方法。其优点是不需要任何条件和设备，只要在家坚持练就行。但是艾伦说做这个治疗的时候，常常感觉头晕、恶心，而且已经做了 10 天了，也没有效果。

中医转胎的方法倒是有许多，有中药的转胎方，还有针刺、耳针、灸法等法，这些都曾在临床上验证过。为安全起见，我首先确认了丹尼斯的妈妈没有禁忌证，决定用艾灸至阴穴的方法为她做转胎治疗。

第 2 天早上，艾伦第 1 个来到诊所，我让她排空小便后取仰卧位，宽衣解带，告诉她全身放松，我将艾条点燃，对准她的至阴穴（足小趾外侧趾甲角后约 1 分处）施温和灸，同时不停地询问她的感觉。大约 15 分钟左右，艾伦说有温热感从足小趾延脚外侧面向上传导。就这样连续做了 3 天，每次大约 20 分钟。第 4 天早上艾伦给我打电话说夜里胎动很厉害，刚刚去医院做了 B 超，胎位已经转为正常了。

至阴穴为足太阳膀胱经的井穴，是该经与足少阴肾经经气相通的穴位，足少阴肾经为先天之本——肾所主之脉，该经的循行穿过子宫所在的骨盆。妇女之经、带、胎、产无不与足少阴肾经、冲脉、带脉、任脉关系密切。刺激至阴穴能激发膀胱经经气，调整肾经经气，使阴阳平衡，又可沿肾经循行传递所受信息至腹部胞宫，维系和条达胞宫气血，从而纠正胎位。现代医学也证明至阴穴下分布有来自腰 4 至骶 5 神经根的腓浅神经分支，通过艾灸可刺激相应腰 4 至骶 5 脊髓神经节段，兴奋垂体-肾上腺皮质系统，从而增强胎儿的活动，通过胎儿的自转而达到纠正胎位的目的。

我把艾伦生女儿的喜讯告诉了丹尼斯，丹尼斯欣喜若狂，不停地喊着："我有小妹妹啦！"看着丹尼斯无比兴奋的样子，我也由衷地感到欣慰，为艾伦的顺产，更为中国传统医学的奇妙！

二十四、BBQ 话中医

"BBQ"（Barbecue 的缩写，即"烧烤大会"）是英国人最喜欢的户外休闲聚餐活动。如果整个夏天你没有吃过一次野外烧烤，也没有在家里的后花园做过一次烧烤，那么等于这个夏天，在英国的世界里没有你的存在。在英伦生活 1 年多，我也慢慢喜欢上了这个简单又很快乐的聚餐方式。在难得的好天气里，邀请几位好友，先一起在野外活动，之后做些简单烧烤享受野餐的乐趣；抑或直接在房子后面的花园里烧烤，不亦乐乎地大餐一顿

虽然已是九月，但是伦敦的天气还是好得不得了，白天的最高温度是舒适的摄氏 20℃左右。周日，我们全家应邀来到朱利安家，参加他和太太组织的"BBQ"。

朱利安的家位于伦敦北部一个绿树成荫的小区里，是一幢独栋别墅。穿过一楼的厨房，就到了他家的后花园。花园很大，俊俏挺拔的大树高傲地站立在花园四周，浪漫飘逸的灌木丛通透又无遮挡地延展着，各种不知名的五彩小花渐次开放，散发着幽幽的清香；中间是一个种着荷花的袖珍小池塘，潺潺的水景映衬着斑驳的石影；绿油油的草坪中间是石子铺就的小路。朱利安太太一边拉着我和先生走上小路，一边告诉我，这个花园是 50 年前设计的，当时很多花都还在，像蓝铃什么的。她和朱利安都爱花，邱园的约翰是他家的老朋友，经常在园艺方面指导他们！

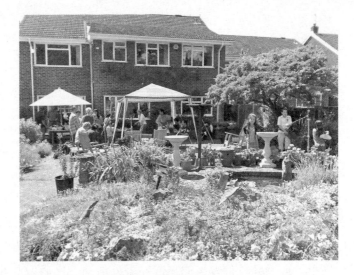

花园 BBQ

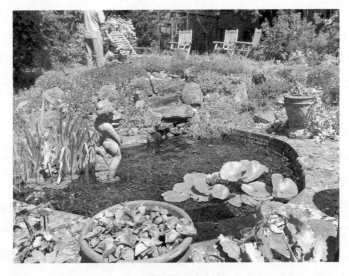

朱利安家的小花园

花园里已经搭上了2个大大的凉棚：绿色方形凉棚下面是几把休闲椅；白色圆形凉棚下是一张圆桌，两位小伙子和两位姑娘正在忙前忙后地端着各种食材往桌子上摆，3个看上去四五岁的小孩子在院子里追逐着，看见我儿子就直接拉过去一起玩了。朱利安告诉我，小伙子是他的两个儿子，大儿子毕业于牛津大学，小儿子毕业于剑桥大学，那两个姑娘是他的儿媳，分别是两个儿子的大学同学，其中那个亚洲面孔的小儿媳是韩国人，大儿子有一个女儿，小儿子有一儿一女。"我们也是国际家庭啊！"朱利安大笑着说。

一阵爽朗的笑声传来，扭脸望去，是肖恩和邱园的约翰！肖恩健步如飞地走过来，一点都不像80多岁的老人。他大约1个多月去诊所1次，一直用着我给他开的湿敷关节的草药。这个夏天肖恩去了西班牙，美美地度了个假。"这是我的司机，这个老家伙不让我自己开车，非要载着我来！"肖恩指着约翰说。约翰依旧是腼腆地笑笑，转身去指导朱利安太太种花去了。

克里斯汀和马歇尔一边吵着一边走进花园，我赶紧迎上去问候他们。克里斯汀像学生见到老师一样对我说："他昨天抽了3支烟，每次都是这样，一写东西他就必须抽烟，去度假他就可以1支都不抽了！""那我们应该表扬他啊，您不是每次也只喝1小杯吗？"我笑着对他俩说。马歇尔不住地对我点头，打断还在喋喋不休地克里斯汀，说，"你赶紧去帮忙吧，不要再唠叨啦！"我和克里斯汀一起去帮朱利安的两个儿子串肉串和蔬菜串。朱利安太太已经给我们腌好了几大盆的肉食，有鸡翅、羊腿、牛肉和猪排，还有叫不上名字的鱼；蔬菜更是色彩斑斓，有鹌鹑蛋大小的圆土豆、彩椒、袖珍胡萝卜和圆白菜、西葫芦块儿等。扦子和国内烤羊肉串用的扦子相似，串着花花绿绿的食物，烧烤还没开始就已经让人垂涎三尺了。

诊所经理也花枝招展地进来了，身材不错的她穿了一件中国式旗袍，立即吸引了所有人的眼球。朱利安说不忍心让她生火串串，就把倒酒倒饮料的活儿交给了她。又是一阵惊呼，哈维正在和他的校友——朱利安的大儿子拥抱，哈维身边站着我们诊所的前台娜娜，小鸟依人的样子。大概看出了我惊讶疑惑的眼神，朱利安太太说："你还不知道啊，不久的将来又要有一个国际家庭了。"哈哈，原来哈维已经和娜娜交往了一段时间了，我这个正宗大媒人还被蒙在鼓里呢！

足足十几号人都到齐了。朱利安的大儿子已经把 3 个烧烤炉的炭火点好了，大家都按捺不住地摆开了摊子。最开心的还是那 3 个小家伙，高兴地围着烧烤架转来转去，小脸蛋被映得红扑扑的，一会儿唱一会儿跳，乐颠颠地在花园里嬉闹不停。

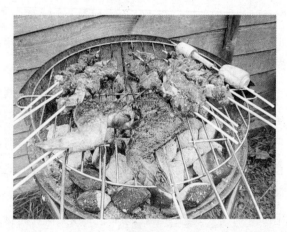

美味烧烤

朱利安的两个儿媳不停地把水果沙拉、拌有奶酪的蔬菜、烤面包和各种点心，以及烤肉需要的番茄酱、咖喱、花生酱、蛋黄酱和腌渍的小橄榄等一一端出来。每个盘子或碗里都有公用勺子，这点与国内有很大的不同。在中国，吃饭时不分餐，大家一起用筷子夹。分餐有点平均主义的色彩，代表的是人人有份，所以不必着急，在你盘子里的，都是你的。中国家庭的餐桌，隐含竞争，盘子里的菜属于所有人，每个人能吃到多少，取决于筷子的使用水平和家庭的气氛。在孩子多的家庭，尤其明显。在英国聚餐，酒水也是人人各取所需，绝对没有人会敬酒、劝酒，爱喝酒的人也多半是自斟自饮。

大家或坐或站，边吃边聊。朱利安聊到了他如何试探着走进我们的诊所，如何接受我的治疗，如何把疗效介绍给这些受病痛折磨的朋友们，让他们接受中医；聊到他和太太参加了7月在伦敦举办的"英国中医药周"，参观了在英国皇家医学会开幕的中医药文物展。"我已经开始读《易经》了，我知道中医很多理论源于《易经》，在我有生之年，我必须弄明白！"朱利安目光坚定地说着。

哈维说英国一个组织曾经做过调查，结果表明：英国公众对中医药的兴趣越来越浓。现在，每5名英国人中就有1人曾经尝试过中医药。

马歇尔教授对中国文化和中医进行了分析，他说："中国是英国人最喜爱的国家之一。中国文化有着独特的魅力，给人一种神秘感。不论是 Chinese Food（中国美食）、Chinese Medical（中医），还是 Kong Fu（功夫）都是人们关注的热点。

其中，中医可谓是最为神奇的。中医有两个最主要的特点：第一，中医认为人体是一个有机整体，构成人体的各个部分之间在结构和功能上不可分割。第二，中医处理问题的重要方法之一是由象及象——既见森林，又见树木。"

"中医注重整体观察，诊断的方法是望、闻、问、切、察言观色；治疗的方法如针灸、推拿、按摩、拔火罐、刮痧等具有很丰富的临床实践性。我所从事的西医则注重生理学、病理学、解剖学的研究，注重化验、透视、切片、造影、CT、同位素扫描等科学的验证手段。"朱利安接着说，"中医能够仅仅通过号脉，不用其他化验检查，甚至听诊都不用却能推断患者的病情是非常不可思议和神奇的。"

哈维和克里斯汀也都表示他们无法想象当初自己怎么会心甘情愿每天喝下两大碗用各种树皮、草根、果实等一大堆不知名的东西煮出来的苦涩的茶，那味道让人受不了，可就是这种茶，让他们告别了病痛。

一直不说话的约翰接下了这个话题，他滔滔不绝地说着："中草药都是天然植物，符合咱们崇尚自然、回归自然的观念。我相信某些草药的奇效：比如棕榈子可以止血，或者治疗高血压，竹叶有利尿作用，芦荟会促进烧伤的修复……"

听着大家热烈的讨论，我真是感慨万千！中医已经在国外开花结果，而中医的故乡却还有人要废除中医。作为中医人，应该秉承"坚持发展中医"的信念，责无旁贷地担负起振兴、发展中医的重任，为人类的健康做出贡献。我突然感觉，今天"BBQ"本身的意义已不再重要，重要的是和国外一群热爱中医、相信中医的朋友们一起享受相互交流的美好时光。

这时，朱利安举起酒杯，说："女士们、先生们，中医的精彩，我想大家都亲身感受到了，让我们向医生致敬，为伟大的中医干杯！"

二十五、绅士与熊孩子

这几天伦敦的交通莫名地非常糟糕，火车晚点，道路拥堵。周三，我比平常提早出门可还是迟到了 5 分钟。一路小跑到诊所门口，发现诊所经理和前台娜娜都站在门外。刚要打招呼，却见诊所玻璃门中间有一个拳头大的洞，透过破碎的大门，只见大厅的地上有一个圆滚滚的石块，石块周围是散落的碎玻璃。经理说她 20 分钟之前到诊所门口的时候发现了这个情况，已经报了警，警察让保护现场，不要进入。

我们 3 个人忙着向按照预约时间到诊所就诊的患者解释情况，大家在初秋的寒风中站着，细细的雨点打在身上，我不由得打起了寒战。听经理说诊所的玻璃门还是很结实的，没有全部碎掉，屋子里似乎也没有人进去的迹象，不像是要偷东西，倒更像恶作剧。

雨点变成了雨丝，两个胖警察不慌不忙地走过来，一个拍照，一个一边询问一边记录。问谁最先发现这个情况；问我们得罪了什么人。经理说起前台娜娜前几天站在诊所门口发放我们的优惠宣传单时，几个中学生模样的孩子接过单子扔在了娜娜的脸上，娜娜说了他们几句，于是几个孩子围着娜娜骂，经理把娜娜拉进屋后，娜娜委屈得哇哇大哭。

警察们说了一些例行公事的话，诸如有线索会通知我们，让我们注意个人安全之类的，就慢悠悠地离开了。

我赶紧把预约的患者领进诊所大厅，思忖着怎么安排。奥利弗是5位预约患者中唯一的一位男士，35岁的小伙子因为工作压力大早早地开始脱发，还伴有睡眠障碍，吃了1个月草药配合针灸已经有了疗效。按照预约时间的顺序奥利弗应该是第一位就诊的，但他却做着"女士优先"的手势站在了最后边，还一边说："今天我休息，我可以等。"奥利弗的绅士风度解决了大问题——英国人的时间观念很强，今天的突发事件会让大家很不舒服，而且诊所只有四张治疗床。

　　说实话，在英国住了一年多，真切体会到了闻名世界的英国绅士风度。在这里，"女士优先"的社会风气很浓：走路时，要让女士先行；乘电梯，让女性先进；乘公交车时，要让女士先上。排队也是英国另一文明现象，在超市收银台、银行与邮局柜台、公交地铁站台、快餐店等等地方都可以看到英国人排队的身影。出生于匈牙利的英国作家 G Mikes（乔治·米凯什）在1940年撰写的《如何做外星人》一书中，用了整整一个章节描绘英国人对排队的"挚爱"。他说，"英国人，就算孤身一人，也得有板有眼地站好一个人的队"。走在大街上，不期然迎面就会有人抛来微笑；认识的不认识的人都彬彬有礼，讲话十分客气，充分显示了涵养和绅士风度。入乡随俗，我也是"谢谢""请"等礼貌用语不离口。

　　然而，英国青少年的行为却让人不敢恭维。英国的孩子不像中国孩子，有繁重的家庭作业要完成，他们下了课的主要任务就是玩。大街上，经常可见一帮个子不矮却一脸稚嫩的半大孩子成群结队晃悠，或是玩闹嬉戏，或是喧哗吵嚷。早就听说其他族裔的人们，特别是外国学生在英国会被欺负，所以我们安家和给儿子选学校的时候很是费了一番功夫。我们特意将房子租在伦敦北部的一个小镇，那里风景优美，学校教学质量高，更重要的是犯罪率低。

第1次听说不良少年的行为，是发生在先生公司司机迈克的孩子身上的事。小迈克在英格兰北部的一所大学上学，晚上和同学从快餐店打工回宿舍，毫无征兆地遭遇了一群少年的袭击，小迈克的脑袋被砸开一个大口子，血流如注，缝了十几针。老迈克快60岁了，听到消息急得不行，连夜赶去医院看儿子。警察也是笔录了一番，似乎对孩子犯事无可奈何，结果也是不了了之。在自己身边的朋友身上发生这样的事，尤其受害人还是百分百的英国本地人，我还真有些惊讶。

类似的事件没少听闻。初春的一个周六，天气晴好，诊所所在的 High Street（商业街）上各族裔的人熙熙攘攘，其间夹杂着一群一群各种肤色的孩子。不一会儿，就听到旁边土耳其人开的杂货店门前一片嘈杂，那个留着小胡子的店主气喘吁吁地喊着，意思是一群孩子从进店到出门不到5分钟工夫，偷走了他店里几样值钱东西，其中还包括他放在柜台上新买的苹果手机，他追出来的时候孩子们已经跑远了。结果呢，依然是警察慢悠悠地来：现场勘察，询问笔录，最后依然没有破案。

这些破坏公物、小偷小摸、辱骂挑衅的行为还都是小打小闹，英国青少年持刀群殴行凶的事件则令人触目惊心。伦敦国王学院犯罪与公正中心主任 Richard Garside（理查德·加赛德）认为，过去10年来 被刀伤害的人数1年为200～220人。他的一句话令人深思："杀人者平均年龄下降，受害者更年轻。"在刚刚过去的夏天，据BBC报道："电影《哈利·波特与混血王子》中的名叫Rob Knox（罗伯·诺克斯）的配角演员在伦敦一家酒吧外遇刺身亡，年仅18岁。Rob Knox原定在《哈利·波特》新作中出演拉文克劳的学生，他的遇害令剧组十分震惊。据悉，事故源于酒吧门口的斗殴，已有5名年轻人被送往医院。"

一开始我很难理解为什么英国这样的老牌资本主义国家、所谓的礼仪之邦，他们的青少年群体会堕落到这个地步。但是随着在这边生活阅历的增多，加上平时和一些朋友探讨，我逐渐看出了一些端倪。

首先，这种现象和英国社会对人权和儿童的保护是分不开的。父母不能动手打孩子，老师就更不可以了。英国学校对不良少年的处理常以开除论处。开除的做法，貌似严厉，其实只是头痛医头、脚痛医脚的权宜之计，反倒给社会带来更大的隐忧——走出校门的孩子变得更加无拘无束。英国是最早实行青少年保护法的国家，现在这个"法"却成了流氓滋事的挡箭牌。一些青少年专门袭击、辱骂成年人，成年人如果反击，他们就利用保护法起诉。媒体曾经报道过一名建筑工推了骂他的男孩一下，竟被男孩告到警方，面临人身伤害罪，他为此蒙羞自杀；一名女教师因对流氓骚扰忍无可忍，用枪对地射击，结果以斗殴罪和用武器制造恐惧与暴力罪被判6个月监禁。不能说这个法律助纣为虐，但确实有失公平。

第二，良好的福利制度是滋生犯罪的温床。在英国单身无工作的母亲在孩子年幼时可以得到来自政府的免费福利房和孩子及大人的生活补助，这些补助完全让他们生活无忧，而且生活水平和孩子的数量成正比。所以在英国少女如果想要不劳而获又享有自由，简单得不能再简单了——生一大堆五颜六色的孩子（因为父亲的肤色不一定），政府就把你舒舒服服养起来了。很多英国的纳税人对这一福利制度已经深恶痛绝。这些社会底层家庭的孩子往往对自己未来的生计不发愁，整天不求上进地混日子。我曾经问过老迈克，政府为什么不改革福利制度，迈克说："政府为了拉选票，为了赚够'人权'的面子，怎么可能对那些懒惰的穷人严厉呢？"看来青少年犯罪，可以说是政府纵容使然。

第三，底层社会的父母自身道德缺失。在底层社会的很多问题家庭中，父母本身就是问题，大人们只顾酩酊买醉，哪里谈得上对子女的管教。每晚酒吧内外和大街上醉卧在地的有成人，也有不少少男少女就不足为怪了。很显然，酗酒增多对街头的暴力事件产生直接的影响。政府因此对卖酒给未成年人的酒吧进行罚款，甚至吊销执照。媒体和政客们成天讨论少年犯罪和反社会行为的原因，然而不从根本上解决问题，少年暴力犯罪只能有增无减。

第四，相比中国的父母，英国很多父母在"多给孩子一些自由发展的空间，孩子是独立的个体"的教育观念下，放弃了对孩子理想、道德的教育，片面地追求个性的张扬。对未成年人不加引导而任其发展，这个社会将是多么危险哪！

二十六、萌宠们的"国民待遇"

法比亚娜是一位活泼热情的巴西人，5年前来伦敦，在一家老年院做护理员。去年获得了英国永久居民身份之后，她把女儿接到伦敦上学。一天，法比亚娜带着女儿来诊所就诊。她们两人的症状相同——咳嗽1个月有余，且呈不断加重的趋势，伴有咽痒，咯少量白痰。法比亚娜说她们已经吃了止咳化痰药、还吃了1周抗生素，咳嗽还是不见好。我仔细询问病史得知，法比亚娜为了让女儿尽快适应这里的生活，领养了1只小猫，女儿百般疼爱，睡觉都抱着猫猫。我分别给她们开了汤药，同时又让她们做了过敏检测。1周后拿到检测结果，两个人果然都是宠物皮毛过敏。

周六，法比亚娜带着女儿来复诊，说吃了汤药咳嗽有所减轻，但还是会发作。我提议最好远离过敏原，先不要养猫了。看着女儿眼圈泛了红，法比亚娜给我使了个眼色，拿了药走了。晚上，法比亚娜给我打来电话，说已经说服了女儿，先不养猫了。但是女儿提出要把猫送给医生阿姨，因为她觉得我会对她的小猫猫好，而且我们两家住得也不算太远，她还有机会看到她的小宝宝。这个小鬼精灵，看来我和法比亚娜聊天她全听到了。正好儿子一直也想养1只猫或者狗，于是我便答应下来。

周日，我和儿子去法比亚娜家接小猫。法比亚娜一直用

"He（他）"来称呼这只叫"Strong"的小公猫。这是一只美国短毛猫，已经做过了去势手术，很聪明，有点黏人，尤其喜欢小孩子。果然，Strong 已经开始用长长的尾巴蹭儿子的腿了。法比亚娜把 Strong 用的猫窝、食碗、水碗、猫砂盆、玩具，以及没有用完的猫粮和猫砂统统都给了我，最重要的是 Strong 的注册证和病历本，记录着他接种疫苗和手术的情况。

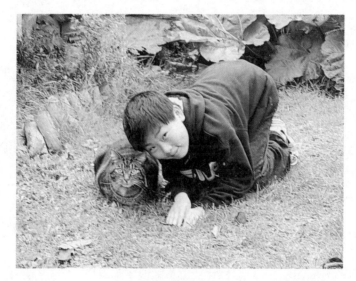

儿子和 Strong

Strong 在我家住下了，没有认生，就像我家的一位成员。他好奇地逛遍了楼上楼下所有房间，选择了一楼楼梯下面的小间，因为他的猫窝、猫粮、猫砂全放在里边，那里有他熟悉的味道。房东伊恩大叔来我家看见 Strong，竟也喜欢得不得了，说他愿意跟喜欢动物的人交往，因为大家都是善良的人。伊恩大叔一边逗着 Strong 玩，一边给我讲了他朋友弗朗西斯的故事。

弗朗西斯有个邻居鲍勃，鲍勃没有结过婚，无儿无女，也没有兄弟姐妹，只有两条狗狗陪伴着他。弗朗西斯也很喜欢狗狗，经常去鲍勃家逗狗狗玩，两人一起遛狗、散步，也经常一起去酒吧喝酒。直到有一天鲍勃去世了，弗朗西斯很难过，每天坚持去鲍勃的住处照顾两只狗狗。1 周后，一个自称是鲍勃的律师来访，她问弗朗西斯能不能帮忙照看鲍勃留下的那两条狗狗？弗朗西斯想都没想就答应了，他说看见那狗狗就感觉他的朋友还活着一样。律师接着就宣布了鲍勃的遗嘱：如果弗朗西斯愿意帮他照顾那两条狗狗，那么，鲍勃的那所房子就永远属于弗朗西斯所有。"弗朗西斯现在还住在那栋房子里，那两只狗狗已经老得走不动路了。"伊恩大叔笑着说。

由此可见，英国人对动物的道德关怀是很明显的。来英国的这些日子，我在大马路上真的没有见过一只流浪猫、狗，倒是不止一次在伦敦街头见过流浪汉和狗狗在一起的情景。流浪汉坐在地铁口，漠然地看着人来人往，怀里紧紧搂着一条大狗。他还时不时地抚摸一下狗狗的后背，眼中流露出一丝温情。流浪汉失去或者抛弃了一切的时候，或许只有宠物才是陪伴他的唯一。

在英国，主人丢弃猫狗，在法律上是构成犯罪的。主人对动物采取消极态度都触犯《动物遗弃法》。英国为动物立法的历史源远流长，早在 19 世纪初，英国就诞生了世界上第一个反虐待动物的法案。在英国社会，也鲜有虐狗虐猫等虐动物的事，对这样的事，英国朋友都斥之为"骇人听闻"。

猫猫的习性决定了他们几乎不跟主人出门，他们总是在院子里、窗户边、路边，甚至趴在车顶安安静静地打盹。狗狗们则不同，大街上经常看到表情丰富的哈士奇、小巧玲珑的吉娃娃、凶猛彪悍的牛头梗、憨厚可爱的西高地白梗、肥头大耳的哈巴狗在主人的带领下逛街，更有专业导盲犬领着主人过马路、买东西，尽职尽责，非常敬业。英国的狗狗脾气都非常温顺，几乎听不到犬吠，从没听说哪个英国人被狗咬。据说狗狗们都经过专门的训导，所以秉性也向温和良性的方向发展吧。

在世界很多大城市，宠物是不能进地铁和巴士的。在伦敦，狗狗随时可以乘汽车、地铁和船等交通工具，地铁上还专门有"狗狗必须抱起"的提示牌，所以经常能见到主人把狗狗搂在怀里坐地铁的景象。

一个城市是否有人情味，只要看看它对动物们的态度便可知道。在英国，不止猫猫狗狗们可以享受"国民待遇"，几乎所有的小动物们在这里都能感受到人与自然和谐共存、友好相处：在我们居住的小镇上，时时可见松鼠在树上树下跳来跳去、跑过路面；在镇中心平静如镜的湖中，天鹅、水鸭和许多叫不上名的水鸟嬉戏着，成群的海鸥欢叫着掠过水面，岸边的老人和孩子用面包、饼干喂着那些可爱的水禽；购物中心广场的鸽子非常乐于与人"和平共处"，只要你手上有食物，它们就会纷纷落在你的头上、肩上和手上啄食着，和你一起"合影"；英国人最崇拜马，赛马、马术等都是英国传统的娱乐项目，郊区大一点的很多庄园都有自己的马圈，路上也经常会碰见巡逻的警察或者马术爱好者骑着高头大马。伦敦塔是泰晤士河边的重要景点，以乌鸦多而出名。为了这些乌鸦，伦敦塔专门开辟了一个区域给乌鸦喝水，我曾幸运地看到乌鸦在里面快乐地洗澡。在英国开车可得多个心眼，需时刻留神可能闯入视野的动物们——在城里开车，要随时准备停车，给排成一队的鸭妈妈和鸭宝宝让路；在乡下开车，千万要保持距离并放慢速度，因为草丛中冷不丁会蹿出兔子，甚至是狐狸。

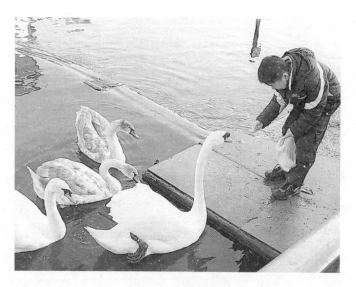

天鹅，你吃饱了吗？

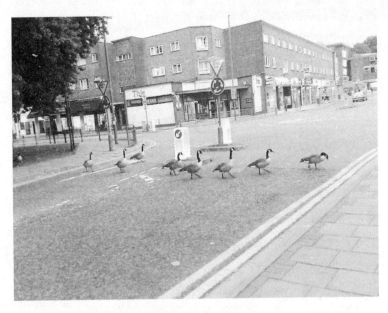

从容过马路的一队鸭

因为要给 Strong 买口粮和猫砂，我开始逛起宠物店来，不逛不知道，一逛真是大开了眼界。英国最大的宠物连锁店"Pets at Home（家中宠物）"在每个区域几乎都有分店，宠物用品应有尽有。

宠物食品包括形形色色的猫、狗食品罐头，成袋的猫粮、狗粮、兔子粮、仓鼠粮等等，还有宠物零食，狗骨头、饼干、花生米之类，真是只有你想不到的，没有店里买不到的。这些食品的外包装上通常都印有一个动物的图案，想买给哪种宠物吃一目了然！

我还在宠物用品店中见到过猫狗时装、猫狗雨衣和狗鞋，还有驱虫剂、灭跳蚤剂之类的非处方药，加之香波、毛型固定液等化妆品，真是考虑周到，一应俱全。宠物商店里还出售各式各样的猫、狗玩具，大部分都是人与宠物一起玩的。

宠物病了，有专门的医院进行治疗；某些保险公司还开设了宠物的保险项目；常有英国人为死去的宠物建立墓碑。伦敦海德公园里面有座建于1880年的狗坟场；英国广播公司大楼前的院子里竖立着一块狗明星的纪念碑，因为这只狗曾参加过很多年的儿童节目演出；在爱丁堡市街头，有座叫作"鲍比"的狗的雕像，这只忠诚的小狗从1858年起守护在主人的墓前14年，直到老死。确实，人们喜爱狗，狗也因为忠实和服务于人类而受到尊重。

英国给我最美好、最温暖的感觉，莫过于人与动物的和谐相处了。人类是生存在这个地球上的生命物种之一，我们在爱自己同类的同时，也应该尊重其他生命，善意对待和爱护我们身边的小动物。保护动物，维护自然生态平衡，不仅关系到人类的生存与发展，也是衡量一个国家、一个民族、一个城市文明进步的重要标志。

二十六　萌宠们的"国民待遇"

二十七、城堡婚礼

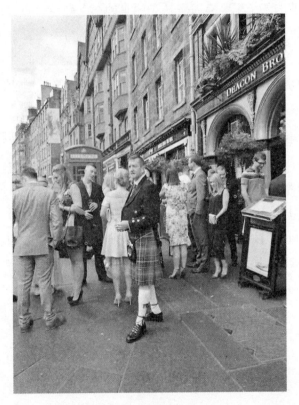

露西的婚礼

　　终于收到了露西寄来的婚礼请柬——以一对新人婚纱照
为背景的精致的乳白色卡片，被淡粉色柔柔的缎子丝带缠绕着，散发出幽幽的百合花香。婚礼定于周五下午在 Edinburgh Castle（爱丁堡城堡）内的 St. Margaret's Chapel（圣玛格丽特教堂）举行，邀请我们全家参加。请柬上还有附加信息，包括交通、停车、住宿，以及对礼物的期望等等。诊所经理特意批准了我 1 天的假期，同时也让我把诊所全体的祝福带给露西。

周五一大早，我们坐火车从伦敦 King's Cross Railway Station（国王十字火车站）出发，前往爱丁堡。火车前行，平坦的道路在彩色的风景画中延伸。两旁丘陵山地高低起伏：堆放在田里的麦梗卷远远望去就像一个个巨大的蛋糕卷；山坡上牧场的草地翠绿一片，马匹、羊群、牛群漫步其中，悠然自得；偶尔现出几间低矮的尖顶小房，房顶上红砖垒出的烟囱，就像童话故事里的一样；山坡上野生的薰衣草，大片大片的紫色与绿色草坪与黄色土地混杂在一起，形成一幅壮丽的大自然之画……我突然感觉：这一切的一切，也许只有上帝之手才能描绘。

经过 4 小时 15 分钟的运行，火车准点停在了 Waverley（瓦佛利）火车站。我的手机也在这一时刻响起——是露西的朋友卡尔打来的，他已经在车站外面等我们了。卡尔说婚礼仪式下午 4 点开始，还有 2 个小时时间，他先带我们逛一逛爱丁堡市。卡尔说今天真是难得的好天气。他特意打开车窗，于是，澄澈的蓝天，疾走的云彩，干净明亮的光线呈现在眼前。卡尔一边开车，一边介绍沿途风景：我们现在正行驶在北桥路上，和这条路垂直相交的是由爱丁堡城堡到圣十字架宫的皇家麦尔大道。这两条主干线将爱丁堡大致分为四个区域。一区是西北区，即繁华的市中心；二区是西南区，大学、住宅区与剧场等娱乐设施多集中于此；三区则是圣十字架宫一带；四区是卡尔顿山及周边地区。同时，这个城市由一条天然的壕沟将其分为新旧两区，紧靠壕沟的是一条笔直的王子大道商业街。王子街以北为 New Town（新城区），王子街以南，以皇家麦尔大道为中心的区域称为 Old Town（旧城区）。我们登上卡尔顿山，俯瞰爱丁堡全景，由王子大街一分为二的新城和老城，在这里一目了然！尖顶的教堂、狭长蜿蜒的石板路，以及古老的山顶城堡，保留着几百年前的风貌。漫步在爱丁堡的街道，身处于数百年的中世纪建筑之间，仿佛走进了一部苏格兰老电影，不免有些穿越时空的感觉。在一家风笛乐器商店的门外，一位男子身着苏格兰的民族服装，吹出悠扬的风笛，如同天籁之音，令人心驰神往。

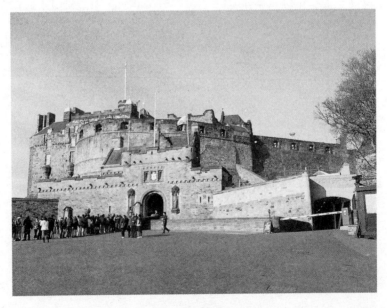

爱丁堡城堡

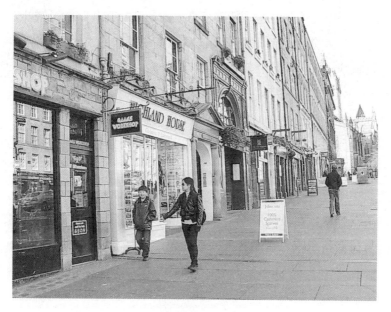

漫步爱丁堡街头

　　车子开始往一座山坡上行驶，驶向我们的目的地——爱丁堡城堡。它建在海拔135米三面陡峭的死火山岩顶上，地势险峻，在军事上易守难攻，是其他古城堡难以匹敌的。下车回首，茫茫的北海以及爱丁堡全城风光尽收眼底。卡尔说，爱丁堡城堡建造时间无法确知，在英国应该算是极其古老了，大概比利兹城堡早200多年，比温莎城堡早400多年。在6世纪时，这里就成为苏格兰皇室堡垒，苏格兰皇冠宝石也一直保存于此。它是国家行政中心，是整个苏格兰的精神象征。

　　卡尔一边带着我们进入城堡，一边自豪地说："可不是所有的人都能在城堡的教堂里举行婚礼啊！史蒂文（露西的先生）是研究城堡历史的学者，爱丁堡城堡是他工作的地址之一，所以才能享受这一特殊待遇。我们选择在教堂举行婚礼，是让新人会有更多的责任和使命感，在以后的生活中好好经营婚姻，不会轻易说分手。"

这座名叫圣玛格丽特的教堂，小巧玲珑，位于城堡高处，它或许是苏格兰最微型的教堂。教堂外面，已经来了不少参加婚礼的客人：有几名白发苍苍、神态优雅、穿着时尚的老者在谈天；一群身穿浅蓝色制服，身材魁梧、模样端正的小伙子，个个精神抖擞，笑容满面地招呼着客人；姑娘们裙裾飘飘，花枝招展地穿梭在人群中；三四个小花童模样的男孩女孩快乐地追逐着……迎面走过来穿着白色婚纱，手捧鲜花，个子高挑的美女，身边还有一位身着黑绿相间的格子裙，个头更高的帅气男孩。"琳达！"美女拉着帅哥朝我扑过来。"露西！你今天太漂亮了，我差点没有认出你啊！"真不敢相信眼前这位有着浓密的棕红色头发的姑娘就是一年前忧郁得要枯萎的露西呢！我把先生和儿子介绍给露西和史蒂文，儿子把我们从国内带去的一个精致的景泰蓝如意交给史蒂文。露西接过礼物，兴奋得不得了，赶紧把教堂外那一群老者带过来，这是他们双方的父母和亲戚，露西的妈妈给了我一个大大的拥抱，在我耳边说着感激的话。露西的姥姥，一位精神矍铄的老人，戴着时尚的宽边帽，非要让我给她号号脉。

一名穿黑袍的牧师，招呼大家进入教堂。风笛手吹奏悠扬的乐曲迎接来宾，请新娘和她的父亲入场。结婚仪式在神父的主持下开始。露西的父亲把露西的手交给史蒂文，双方开始回答神父的提问。接着，新人互相交换信物。最精彩的一幕是新人接吻，俩人热切地相拥在一起，长时间的温情热吻，感动了教堂内所有的人。我看到了他们双方的父母或至亲眼中闪着泪光，他们见证着孩子人生旅途中的重要一站。我也在心中默默地祝福他们夫妻恩爱，白头偕老。

仪式结束，大家聚集在教堂外面的草坪上，露西和史蒂文开了一瓶香槟，向大家举杯致意。露西特意给大家讲她"Something new, Something old, Something borrowed, Something blue。"我知道，这是苏格兰的婚礼习俗：对于新娘来说，穿着里必须有这么几样东西："新的、旧的、借来的、蓝色的"。露西的这几样东西分别是她的婚纱，她曾祖母的一个戒指，她从妹妹那儿借来的姥姥的一个项链，和藏在她婚纱小花背面的一个小蓝花。据说这样会给新郎新娘带来好运。喝完杯中酒，卡尔招呼大家在城堡脚下合影留念。这时，很多各国的游客，都兴高采烈挤到跟前，纷纷举起手中的相机，留下旅游中美好的记忆。露西大方地摆出各种姿势让大家拍照，她告诉我，她希望他们的婚礼有更多的人见证。

英国的婚礼一般包括下午的仪式和晚上的舞会，舞会的地点可以是酒吧，也可以是餐厅等地方。露西的舞会在她妈妈工作的一所学校的食堂举行。活跃的卡尔一转身变成了司仪，而史蒂文的同学们组成的乐队正在演奏着各种风格的舞曲。3位花童推上来1个漂亮的蛋糕，卡尔介绍说是露西的妈妈亲手制作的，洁白的蛋糕上，撒满了玫瑰花花瓣。露西和史蒂文一起切开蛋糕并分给宾客，又在精致的小酒杯中斟满威士忌，然后依次把酒杯传递给家人和来宾，让大家一起分享他们的喜悦。

新娘新郎、伴娘伴郎、双方父母陆续上场，伴随着悠扬的舞曲欢乐地跳舞。大家或坐或站，吃着露西家人亲手制作的蛋糕、点心，Shortbread（酥饼）——这种牛油味道很香浓的曲奇饼我无数次地吃过，但是唯有今晚感觉美味无比。

天色渐晚，新人双方的亲友陆续告辞，该是年轻人的欢乐派对了。露西的妈妈拉过露西和史蒂文，对露西说："医生治好的是你的心病，不是吗？你和史蒂文一定要幸福！"我也拉过露西和史蒂文的手，说："能来参加你们的婚礼，我真是太高兴了，祝你们永远快乐健康！早生宝宝！"

告别了露西，我们下榻于一家具有浓郁苏格兰风情的乡村旅馆，设施算不上豪华，但温馨无比，推窗远眺，树影婆娑，景致迷人。那一晚，回味着露西幸福的婚礼，期待着明日的湖区之旅，我睡得特别香甜。

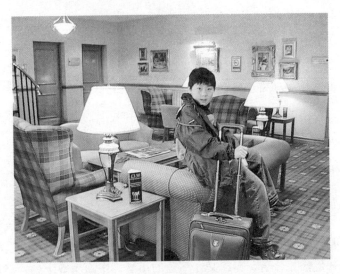

下榻苏格兰风情酒店

二十八、探访湖畔诗人的灵感之源

　　翌日晨曦微露，从充满苏格兰风情的宾馆睡醒，我那亟不可待的心就飞向了湖区。湖区对于我的诱惑，源于诗人 Willam Wordsworth（威廉·华兹华斯）。他曾经说："我不知道还有什么别的地方能在如此狭窄的范围内，在光影的幻化之中，展示出如此壮观优美的景致。"一直要来湖区的理由，还因为要见周太，一位从广东移民至英国30年的患者。周太在给我的信中说："湖区是痛苦世界里的安宁中心。"

　　"百度"上对湖区是这样描述的：湖区位于英格兰西北海岸，靠近苏格兰边界，方圆2300平方公里。1951年被划归为 The Lake District National Park（湖区国家公园），是英格兰和威尔士的十一个国家公园中最大的一个，被美国《国家地理》杂志评为人一生中要去的50个地方之一。湖区由大小16个湖泊组成，其中 Windermere（温德米尔湖）是英格兰最大的湖，而 Grasmere（格拉斯米尔湖）因为是华兹华斯的故乡而格外著名。

　　火车一进入湖区，只觉得一切美得令人不由得屏住呼吸——到处是大片大片的深蓝、碧绿、黛紫和玫红，饱满而炽热的色彩，几乎可以将人瞬间就熔化掉。Windermere

Railway Station（温德米尔火车站）位于镇中心，下车后，我们直接走向设在公路旁的旅游中心，这也是我们在英国旅游养成的习惯，因为旅游中心可以拿到免费的公交车时刻表和地图。英国的公交车是相当准时的，不同季节或节假日，公交车时间也不一样，有时两班车之间间隔较长，而有了公交时刻表，就比较方便掌握游玩及乘车的时间。我们计划去Bowness Pier（波尼斯码头）坐船，服务人员告诉我们温德米尔和波尼斯离得很近，沿途可以看到很多美丽的风景，半个小时就可以走到，于是我们选择步行去波尼斯码头。走进温德米尔镇，感觉街道、建筑、所有的石块都散发着静谧凝重的气息。灰色调的小屋，尖尖的屋顶，窗台边挂满花篮，电杆上也全是鲜花装饰的吊篮，窄小有坡度的街道弯弯曲曲的，充满着童话世界般的美丽。路边就是草原和山坡。天不断变换着奇妙的颜色，像水里不断滴入的各种水彩晕染开来。路上行人不多，阳光时明时暗。与伦敦的张扬和傲慢不同，用"温润"来形容温德米尔再恰当不过了。于这样一个被鲜花和绿意包裹着的小镇中漫步，抛开杂念，换来的便是满心的舒畅与清爽。

温德米尔湖是湖区最大的湖，也是英格兰最大的湖。湖面狭长，全长17公里，最宽处2公里。湖区四周不高的山上树木葱茏，湖岸到处芳草萋萋，湖水清澈，微波轻荡，众多的水禽嬉戏其中。游艇在湖面上穿梭往来，犁开一道道涟漪荡向远方……

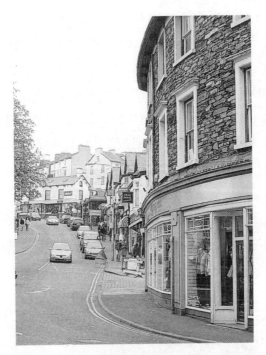

温德米尔镇街景

上船前，我们在岸边的鹅卵石地里喂野鸭和白天鹅。它们毫不畏惧周围游客，径直向我们走来，欢喜地叫着。乘上船，全湖的风光尽收眼底。似缎般宁静的湖水，好像一幅还未干的水墨画，将大自然的精雕细琢展现得淋漓尽致。行驶过程中，天空飘下了雨丝，闻着久违了的树木与湖水、雨水混合的清香，才真正感受到了湖区的魅力。时不时地会有其他游船上的人们亲切地向我们挥手。在船上观两岸风光，又恰逢微雨迷蒙，真是另一番风韵，另一种思绪。

在 Ambleside（安博赛得镇）下了船，我们坐公交车到

Grasmere（格拉斯米尔）。在格拉斯米尔湖畔，有一座白墙灰瓦的老房子，那正是大诗人华兹华斯曾久居过的"Dove Cottage（鸽舍）"，现在这里已成为华兹华斯博物馆。因为"鸽舍"已经有近200年的历史，所以看上去十分破旧，甚至颓败得令人伤感，但一想到这里曾是华兹华斯的家，我还是觉得温暖。华兹华斯生于湖区，亦死于湖区。他于1833年出版的《湖区游记》至今仍是旅行者游览湖区的最佳旅行指南。在准备来湖区的那段日子里，我总在安静的夜里读华兹华斯的书，幻想着能有一天依照书中提及的地方走过一村又一村、一巷又一巷。如今，当我的双脚踏在这片土地上时，我的旅途变得既熟悉又惊喜，就像与一个老朋友在捉迷藏，忽近忽远，若即若离。

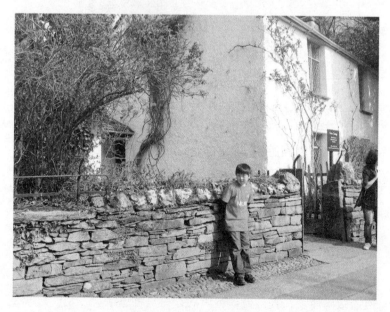

华兹华斯的故居—鸽舍 1

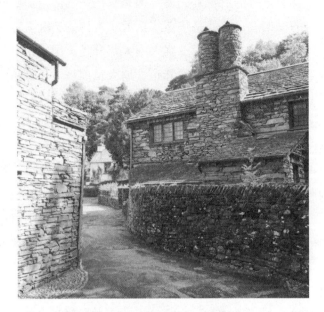

华兹华斯的故居——鸽舍 2

黄昏的格拉斯米尔更给人一番宁静的感觉，雨已经停了，落日的余晖给群山涂上柔和的金色，晚霞的云彩倒影在湖面上，云霞与水波一起荡漾，游艇披着落霞缓缓而行，双双对对的天鹅在岸边梳理着羽毛准备归巢……

按照周太留给我的地址，我们在格拉斯米尔小镇的一角找到了这家叫"水仙"的中餐馆，还没有进门，就从窗户看到周太忙碌的身影，虽然还是瘦弱的身躯，微驼的背，但是被柔和的灯光映衬的脸上，却是祥和而宁静的。看到我，周太疾步走过来，我们互相拥抱，好久都没有说话。

周太安排我们坐在一个安静的角落里，我让她先去招呼别的客人。环视四周，我发现餐馆的装饰十分简朴，除了所有广东餐馆都有的财神外，墙上都是水仙花的图片。中间用做屏风的书架上，放的是华兹华斯的小本诗集，客人随手可取。正是就餐的高峰时段，客人中大部分是英国人，空气中弥漫着浓浓的咕咾汁的酸甜味道。周太忙前忙后，点单、送单、上菜、收拾，手脚麻利，一点也不像60多岁的老人。

　　说起与周太的交往，还得从她到诊所就诊说起。当时她一进门就开始哭，我把她让进诊室，她接过我递过去的纸巾，啜泣着说自己浑身疼得不行，整夜睡不着。她一边说一边摩挲着脖子、肩膀和两胁，口中连连嗳气，自觉胃脘胀痛，不思饮食，大便不调，舌质淡红，舌苔薄白，脉弦，属典型的肝气郁结证。我想起上大学时伤寒课临床见习，有幸跟刘渡舟老师抄方，当时一位老太太就是这种症状，刘老说是"肝气串"，用的是柴胡桂枝汤，服药1周，老太太就痊愈了。记得当时刘老说："有疼痛，就涉及血脉不和的问题，治疗时一定要在舒气的同时，注重和营通络。"我也给周太用了柴胡桂枝汤，加了桑枝、丝瓜络，1周后复诊，周太果然说疼痛消失了，只剩下了心痛。我正要给她检查，她却给我讲起她的经历。原来，在40年前，周太和在香港做厨师的丈夫结婚，10年后来到英国开中餐馆，一点一点打拼，落下一身的病，终于开了5家连锁店，生意一天比一天红火。就在上个月，丈夫突然提出跟她离婚，因为他的女朋友怀孕了，他需要一个有孩子的家。周太曾经怀过1个孩子，因为凌晨去批发市场上货摔了一跤导致流产，之后再也没有怀过孩子。她想不明白，为了要1个孩子，她的丈夫会置40年的夫妻感情于不顾，但是她的丈夫去意已决，卖掉了餐馆，给了周太一笔钱。"这种心痛是没有药可以医得好的啊！"记得周太当时跟我说，她打算到湖区小住一段时间，之后再作打算。大概过了半年左右，我收到周太的短信，说她一切都好，还给我留了这个餐馆的地址，让我有机会一定来找她。

晚上，周太非要我们退掉订好的旅店，坚持让我们住在她家。从餐馆后门走上一段旋转的楼梯，是餐馆的二楼，两房一厅的布局，简洁而温馨。推门而入，竟然发现从窗户就能看见鸽舍和格拉斯米尔的湖水！月亮安安静静地挂在天边，山峦和湖水都变成黑蓝，湖面平静无波。黑夜交界处那抹沉静安然的天色，在静谧的空气中轻声呼吸，像极了华兹华斯的诗文。我终于明白，周太是追随诗人的脚步，于绝望中退隐湖区，寄情于山水之中，在这大自然的恩赐中，她痊愈了，她解脱了，她与这个世界和解了。

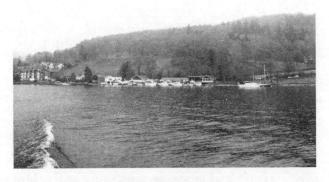

黄昏的格拉斯米尔湖

我搀扶着周太，走向被浓浓夜色笼罩的湖畔。我们站在诗人曾休憩过的无花果树下远眺，只见月朗星稀，流云旖旎，湖光静好，山色粼然。

二十九、垃圾那些事儿

又是一个阴沉冷湿的周一。忙碌了一天，下班时我和诊所经理不约而同地走到贴在休息室门后的垃圾清理日历前，上面清楚地标注着明天早上将要收取的垃圾桶的颜色。把诊所后门旁的黑色和绿色垃圾桶推到前门的路边，我们才算正式下班了。

记得到英国住下的第 2 天，房东伊恩大叔就通知我晚饭后要来我家，时针刚刚指向 7 点，就响起了敲门声。我下楼开门请他进屋，他却直接领着我走到旁门放垃圾桶的地方。他一边逐一打开两种颜色的带滚轮的垃圾桶，一边给我讲解："黑色的装不可回收的生活垃圾，里面一定要用黑色的塑料袋套好，袋子满了必须扎紧袋口再放入另一个袋子；褐色的装花园垃圾，比如树枝、树叶之类；另外的 3 个长方形塑料箱呢，绿色的装塑料制品，蓝色的用来放报纸杂志等纸制品，灰色的是装废玻璃、罐头瓶等废物的。"房东特意告诉我，我们住的地方每周二有垃圾车来收一次垃圾，每周回收的垃圾桶颜色不同，要认真查看大门后面贴的"年度垃圾清理日历"，最好每周一晚上，提前把垃圾桶和垃圾箱放在家门口的路旁……伊恩大叔认认真真地跟我谈了半个小时，我却不以为然，不就是个垃圾吗，为何搞得那么复杂？！

到诊所上班，发现诊所经理也对垃圾分类格外细心，用过的一次性针灸针一定要放在医用利器盒里——一种形状不一但都是只有一个小小入口的密封盒，盒子颜色红黄相间，非常醒目；用过的棉签、棉球、一次性手套要放在黄色垃圾袋内，无论是利器盒还是医用垃圾袋上，都标注着"医疗垃圾"的字样。每隔一天都有穿着黄色马甲的专门人员来收取，他们会在盒子和袋子上面贴上标签并请经理签字确认，据说这样做的目的是为了追本溯源，如果垃圾分类不规范，就直接找到诊所经理了。经理对新来诊所的员工都要进行垃圾分类的培训，每天还要进行检查，一次有个实习医生将用过的棉球和手套随手扔在了生活垃圾筐里，被经理发现后狠狠地训了一顿。

经理说，英国的垃圾分类处理是通过立法来完成的，虽然各地方政府制定的条款不尽相同，但基本上大同小异，都是非常严格的。如果不按规定处理垃圾，政府会动用警察来保障垃圾回收法规的实施。垃圾箱过满、垃圾掉出垃圾袋等问题都可能面临 100 英镑的罚款，而不缴纳罚款的居民将被法庭传唤，会被处以 1000 英镑的罚金。为了一点垃圾，处罚竟然如此严厉，这让我感觉英国人是不是有点小题大做？

一天下班回家，我发现旁门虚掩着，难道进了贼了？英国的房屋结构绝对是不防贼的。我们住的小区的房子一般是独栋或是两三栋连体，除正门、后门外，一般都开有旁门，旁门不上锁，推开门就是放垃圾桶的地方，而且可以直接进入后花园。透过门缝，可以看见一个胖胖的身躯，半个身子都陷在黑色垃圾桶里。我推开门，掏垃圾桶的人抬起身子，居然是伊恩大叔！我还没来得及开口，伊恩大叔举着手里的

二十九 垃圾那些事儿

垃圾对我说:"这个,塑料包装袋应该放在绿色垃圾箱里,厨房纸应该放在蓝色垃圾箱里,还有,桶里绝对不能有树枝!"伊恩大叔的脸色通红,不知是在垃圾桶里憋的,还是因为生气了,看到他的样子,我强忍着笑,赶紧道歉。伊恩大叔严肃地说:"英国是一个岛国,土地面积和资源都有限,把可利用的垃圾分拣出来循环使用,一方面可减少垃圾的处理量和垃圾中的重金属、有机污染物、致病菌的含量,另一方面也可节省资源、造福于社会。垃圾分类后可以制成肥料、燃油,还可以发电……"伊恩大叔的一席话,让我茅塞顿开。

住的时间长了,真正体会到英国环保理念真是无处不在。就拿我们住的社区里最大的超市 TESCO(特易购)来说吧,虽然免费提供规格不等的塑料袋,但是来购物的人们,大部分都自带能够反复使用的布袋子,袋子上面一般都是英国各大超市的标志。开始我一直以为这个袋子是买来的,但是始终找不到卖的地方。一次周末去超市购物,结账时收银员递给我两个大大的麻质购物袋,说是超市在搞减少使用塑料袋的活动,这是免费赠送的。

孩子的学校里,课本都是循环使用的,学校发的通知都通过手机平台,几乎不用纸张,家里用过的电池,儿子从来都不让乱扔,而是投到社区固定的电池回收箱里。

对于各家各户淘汰的服装,也会找到很好的出路。有些服装店里面,设有旧衣服回收箱,你尽管可以把自己不喜欢的衣服放进箱子;一些大的百货店,会不定期地搞一些慈善活动,要求大家捐出自己的旧衣服帮助贫困的人,同时还可以获得超市的购物券;另外就是一些民间组织,会把白色的透明袋子投入各家各户设在屋门上的信箱，并附上一封信，让大家为某某活动捐出旧衣服，装在袋子里放在大门口，民间组织会按照指定时间上门收取。

除此之外，一般在社区附近都有一个大型的废弃物资回收站，专门收集建筑垃圾、废弃的电器、不用的家具和木材、废弃金属等等。在这里，有专门的回收人员引导，把那些不用的物品投入指定的箱子，经过处理就会变废为宝。每到周末，回收站的门外往往是车水马龙。

周二一大早，还没有走到诊所门口，远远地就看见垃圾车在沿街收垃圾。英国的垃圾车看起来就像变形金刚一样，伸缩着两只长长的手臂，清洁工把颜色不同的两个垃圾桶分别推到车的两边，只见那两只"大手"抓住垃圾桶，举起，倾倒，放下，分类垃圾就乖乖地进入垃圾车内的分类箱了。

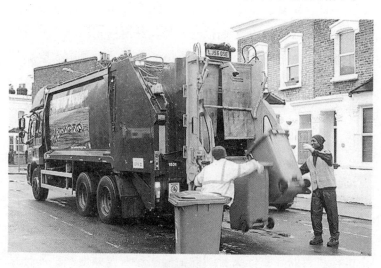

英国垃圾车

走进诊所，史密斯太太跟了进来，今天是她复诊的日子。史密斯太太拥有艺术硕士学位，曾经在一家公司做设计工作，因为育儿放弃了自己的职业，转做全职主妇。她因为产后腰腿疼痛一直在诊所接受针灸治疗。她两岁的儿子乔治刚刚看完垃圾车的工作，兴奋得手舞足蹈。乔治手里拿着玩具"WALL-E（Waste Allocation Load Lifter-Earth 地球废品分装员）"，"WALL-E"是动画片《机器人总动员》的主人公，这部动画片说的是公元 2700 年，人类文明高度发达，却因污染和生活垃圾大量增加使得地球不再适合人类居住，地球人被迫乘坐飞船离开故乡，进行一次漫长无边的宇宙之旅。临行前他们委托一个公司对地球垃圾进行清理，该公司开发了名为"WALL-E"的机器人担当此重任。这些机器人按照程序日复一日、年复一年辛勤工作。但随着时间的流逝和恶劣环境的侵蚀，"WALL-E"们接连损坏，甚至停止运动，最后只有一个仍在进行这项似乎永无止境的工作。电影中太空船长说的那句话"I don't want to survive.I want to live!（我不要生存，我要生活！）"给我留下了深刻的印象。乔治把 WALL-E 递给我，嘴里叽里咕噜地说着什么。史密斯太太说，乔治对垃圾车特别感兴趣，家里的玩具也都是各种各样的垃圾车，他看到收垃圾的大车就会高兴得大喊大叫，说不定将来会当一名垃圾车司机呢！史密斯太太还给我看了她刚刚收到的 50 磅现金奖励，那是她把乔治用的可洗尿布的发票和表格寄到指定机构获得的。我低头看到乔治确实没有像其他孩子那样穿着一次性的纸尿裤。史密斯太太说，每个宝宝从出生到 2 岁半之间，将用掉近 1 吨的一次性尿布，而每一块一次性尿布要花 500 年的时间才能完全降解，所以她坚持不用。

对于垃圾分类这样的事情，在我们国家，即使是北京、上海、深圳这样的大城市，人们也未能做到这么自觉。大部分人普遍没有垃圾分类的意识，一部分人觉得非常麻烦。可是，在英国，垃圾分类回收循环利用的观念已经深入人心，并落实到每个人的行动中了。从老人到孩子，大家已经把清洗、分类、回收生活垃圾当作了日常生活的一部分。大家在做这些额外的家务事的时候，心中充满了快乐，因为他们认为做这些事是利国利民且很有意义的事情。

令人可喜的是，在 2010 年，北京垃圾分类已经正式启动。在各大媒介的宣传和倡导下，人们的环保意识、资源循环利用意识正在逐步提高。相信在借鉴他国垃圾治理的经验以及我国人民的共同努力下，我们也将在这个领域取得令人骄傲的成绩，为我们的子孙后代留下一个洁净的家园。

三十、假期，假期，华丽丽地休

随着秋天的到来，古老而凝重的伦敦染上了深灰的色调，天空常常飘雨，有时还积着厚厚的乌云团，但金黄的银杏树、火红的枫树，以及各种树上挂着的颜色各异的累累果实，还是会给人带来飞扬的好心情。而且，随着秋去冬来的日子，一个个让人充满期待的节日也即将来临。

不知不觉中，集市上和超市里摆起了成堆金灿灿的大南瓜——一年一度的 Halloween（万圣节）就要来了。

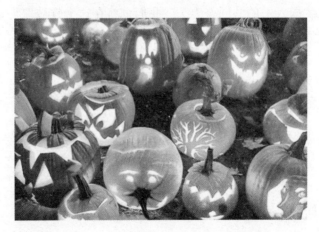

万圣节南瓜灯

10月31日一大早，我刚把前一天晚上儿子做的南瓜灯放在诊室的展示柜里，诊所经理就拎着一大袋子糖果进了门，不用说，这是用来对付小淘气鬼们用的。传说古代万圣节的夜晚，人们都喜欢在红红的火光陪伴下守夜。时至今日，这种传统已经不复存在，取而代之的是一种来自大西洋彼岸的美国习俗，就是让小孩子装扮成巫婆妖怪，到四邻八舍敲门，讨要糖果金钱，如果你不给他们一些好吃的，或者一点钱，他们就会戏弄你。这就是所谓的"Trick or Treat（不请客就捣乱）"。

下午4点半，天已经完全黑下来了，离下班还有2个小时，我翻着预约本，发现小贝茨还没有来，模糊记得贝茨的妈妈说今天还要带一个孩子一起过来。趁着空闲，我和前台娜娜帮经理把成包的饮片打开装进药斗。大家正忙着，只见两个小小的黑影闪进屋来，头顶尖尖的黑帽子，带着只露着两只眼睛、张着血盆大口的夸张面具，每人身披1件黑斗篷，手里拎着1个塑料桶，同样装扮的两个小淘气，不停地喊着"Trick or Treat"。还是娜娜反应快，转身从糖果袋子里面抓出两把糖分别放在两个孩子的塑料桶里，屋里才算安静下来。娜娜说："去年就是因为没给孩子们准备糖，诊所大门被孩子们砸了生鸡蛋，费了好大劲才收拾干净。

小贝茨的妈妈随后进了屋，咯咯地笑着，让两个小家伙"卸妆"，准备看病。我们如梦初醒，大家都开心地大笑起来。我坐到桌旁，拉过小贝茨，开始给他诊脉。这是5岁的小贝茨第3次来诊，孩子得的是遗尿病，睡中经常遗尿，多则1夜数次，醒后方觉，神疲乏力，肢凉怕冷，大便溏薄，小便清长。查其舌质淡，舌苔薄白，脉沉无力。我按照下元虚寒辨证，治以温补肾阳，固涩小便。方用李中梓《医宗必读》

菟丝子散加减：

菟丝子 10g	肉苁蓉 10g	熟附子 3g	党参 6g
白术 10g	陈皮 3g	五味子 3g	益智仁 10g
巴戟天 6g	白果 3g		

贝茨的妈妈说这一周孩子只尿了 1 次床，而且是因为睡觉前多喝了 1 杯果汁。感觉孩子比以前有劲了，大便也成形了。

摘下面具，我才发现和贝茨一起来的是个清秀的小姑娘。贝茨的妈妈说她是贝茨的表姐伊迪斯，7 岁了，1 年前被诊断为过敏性紫癜，间断服用西药治疗，仍反复发作。伊迪斯两颧发红，皮肤瘀斑时发时止，兼有鼻衄，低热盗汗，烦躁不宁，口燥咽干喜冷食。舌质红，无苔少津。我拉过她的手，感觉手心灼热，脉细数。证属阴虚火旺，以滋阴降火、凉血止血的大补阴丸为主方。

生地黄 10g	知母 3g	牡丹皮 3g	玄参 6g
女贞子 10g	旱莲草 10g	茜草根 6g	侧柏叶 6g
阿胶^{烊化冲服} 10g	地骨皮 6g	甘草 3g	

把两个小鬼打发走后，又有几个打扮诡异的小孩子把门铃按得叮咚响，同样是喊着 "Trick or Treat"。娜娜很快发完了那 1 袋子糖果，经理也同意我们提前半小时下班。于是我们一行三人闯入了充满 "僵尸" "鬼魂" "巫婆" "恶魔" 的伦

敦街道。

　　万圣节之后，就是 11 月 5 日的 Guy Fawkes' Night（盖伊·福克斯之夜）。这并不是什么圣人纪念日，它所纪念的是 1605 年发生的一次阴谋。在当年，一伙以盖伊·福克斯为首的人密谋在英国议会安置炸药，行刺信奉新教的占姆斯一世，试图恢复罗马天主教徒在英国宗教改革过程中失去的权力。但是，阴谋被揭露，密谋者被判处死刑，后来人们开始举行活动纪念此事，以维护对宗教和国家的忠诚。活动主要是观看焰火，那一天晚上，几乎每个区域都会有热闹的焰火表演，这无疑又是孩子们的一个节日。

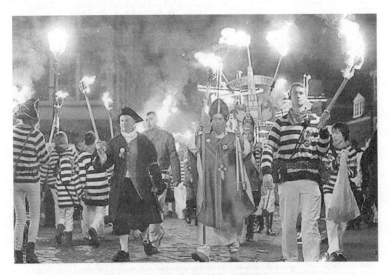

盖伊·福克斯之夜

　　接下来的 12 月 25 日，将会迎来西方国家最重要的节日——Christmas（圣诞节），这是纪念耶稣基督诞生的日子。

按照传统，不少英国人都会在圣诞前夕到教堂出席礼拜或者其他宗教仪式，包括罗马天主教会在午夜举行的所谓"子夜弥撒"，以迎接圣诞节和纪念基督的诞生。传统的圣诞期从12月25日开始，一直到翌年1月6日的所谓"Twelfth Night（第12夜）"结束。在这段时间里，英国人张灯结彩，装饰家居，以示庆祝。正像中国人过春节吃年夜饭一样，英国人过圣诞节也很注重全家人围坐在圣诞树下，共进节日美餐。圣诞节最让人们期待的，就是传说中的圣诞老人会在这一天给孩子们送来礼物。各个商家也会在12月初开始礼物大战，推出各种打折商品。为了方便购物，一些大型购物中心周末会开通往返一些小镇的班车，固定发车时间、地点、座位，提前预订还有优惠。

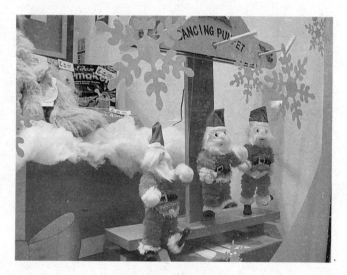

购物中心的圣诞装饰

New Year's day（元旦新年）可以说是圣诞节庆祝活动的延续，不少单位会在圣诞节前开始放假一直到新年过后。在伦敦，一个已经实行多年的做法是在新年前夜提供免费公共交通，方便人们迎接新的一年。在子夜将临之际，大家聚集在伦敦市中心泰晤士河河畔的议会大楼前观看绚丽多彩的焰火，等候"大本钟"敲响1月1日零时零分的钟声。不少人会带着香槟酒，举杯迎接新年。

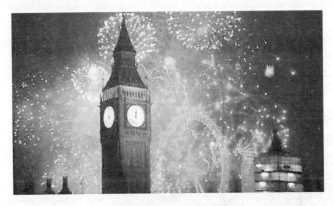

元旦焰火照耀下的大本钟

一个基督教国家，自然要把纪念耶稣受难后复活的Easter（复活节）作为一个重要的节日。按照西方基督教会的传统，复活节的日期定在每年3月21日或以后的第1个月圆日之后的星期日，通常这个日子是在3月21日到4月25日之间。除了教会的庆典之外，英国还有各种各样的活动，活动中喜闻乐见的就是复活节彩蛋和复活节兔子。普通的"复活蛋"，在超级市场就可以买到，一般都是巧克力制作的。但是，不少高档的餐厅、咖啡厅，都会在每年这个时候推出自己特制的"复活蛋",除了一般的蛋型设计外,也有不少是动物、鲜花、卡通人物等造型,款式繁多。就算是对吃"复活蛋"没有兴趣的也会在这个时候到这些餐厅、店铺外的橱窗一饱眼福。除了吃"复活蛋"以外,英国不少地方每年复活节前后都有有关"蛋"的活动,例如:一些慈善组织和旅游机构会在这个时候在一些著名的花园或大宅的园圃内举办寻"复活蛋"的活动。最有趣的莫过于一些地方在山坡上举行的"滚蛋"比赛:参赛者自备生鸡蛋,到山顶上把鸡蛋"滚"到山下,看谁滚得最远,大家都会各出奇谋,希望取胜。复活节兔子也是复活节象征之一。作为多产动物的兔子,象征了春天的复苏和新生命的诞生。

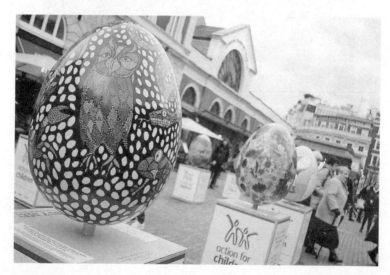

复活节彩蛋

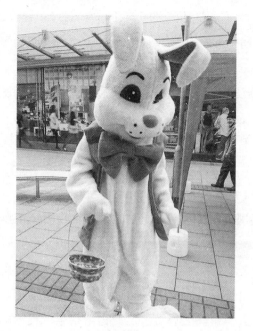

复活节兔子

要说英国假日，不得不提它的 Bank holiday（银行假日），名为银行假日，但并不仅限于银行员工，而是全国性的假日。银行假日统一安排在周一，即每年 5 月的第 1 个和最后 1 个星期一，8 月的最后 1 个星期一，看上去都是单一的 1 天，但是连起前面的周六、周日也就等于 1 个小长周末。银行假日是一年中最受欢迎的节日，因为正值孩子们放春假，许多人都可以举家出游。

英国学生的假期不同于国内，除了寒暑假，还有 Half term（期中假）。基本上每上 1 个月的课就会有 1 周的假期。这些假期巧妙地和各种法定假日结合在一起，比如圣诞期间的寒假约 20 天，复活节期间的春假约 20 天，暑假更是长达 2 个多月。期中假往往会和银行假重合，全年加起来有 3 个星期左右。

至于英国法定的 28 天带薪休假，更是休得彻底。英国的老板不时提醒员工休假，这也不完全是上级关心下属，更是因为如果不遵从政府带薪休假制度，会给老板本人和所在单位带来麻烦。

从每年的法定假日天数来看，英国一共 8 天，而国内有 11 天。英国人极爱度假，近的选择郊区山野或海滨小住，远了就开车跨海直奔法国、西班牙。因为假期多且时间比较分散，弹丸之地的国家，从未有因为集中休假大堵车的情况发生。而国内长假，大家往往集中出行，易造成道路拥堵、景点人多为患，长假之后大家反而觉得很累。英国的假期，也常常给正常生活造成很多不便，比如银行关门，商家打烊，连医生都以度假为由延期诊疗，这也算是英国假日的弊端吧。

三十一、健步在如画山水间

我刚到诊所上班不久，就遇到了凯瑟琳。她风风火火地来了，也没有预约，她让我看她右手大拇指外侧长的一个肉色的赘生物，问中医有没有办法不动刀子去除它。这个赘物如豌豆大，表面硬实粗糙，我告诉她这是寻常疣，可以用中药鸦胆子外敷去除。我在胶布上剪了一个跟她手指赘生物一样大的洞，然后在赘生物上敷上捣碎的鸦胆子仁，这样保证药物不会接触到好的皮肤周围，最后再用一块胶布贴上固定。我告诉凯瑟琳，3天后复诊，如果有红肿疼痛等不适反应时就立即停药。凯瑟琳一共用了两次药，疣逐渐呈柔软湿润状，1周后就脱落了，不痛不痒，也没有留下疤痕。据《医学衷中参西录》记载，鸦胆子"善治疣"。现代研究表明其治疗作用可能是由于它的毒性作用使细胞发生退行性变，细胞核固缩，最后坏死而脱落。需要注意的是，鸦胆子有轻微毒性和腐蚀性，治疗时一定要避开正常皮肤。

之后，凯瑟琳经常来诊所找我，但她不是来看病的，她向我推荐她组织的"Hiking Club（健行俱乐部）"，用她的话说，"走路"让她的身体壮得像一头牛，她要说服更多的人参加到他们的活动中去。凯瑟琳的俱乐部宣传册中写着：步行是最安全、最佳的运动和减肥方式。它有六大益处：一是增强心肺功能。只要路程合适并长期坚持，可以预防感冒等呼吸道疾病，改善血液循环，预防动脉硬化等心血管疾病，控制血糖，降低血压。二是保持良好体形。坚持步行可以促进消化液分泌，帮助代谢系统维持正常工作，从而保持良好的体形。三是能够解忧排压。多用双脚，能改善体内自律神经的操控状态，让交感神经和副交感神经的切换更灵活，有助于缓解压力和解除忧虑，使大脑思维活动变得更加清晰、活跃，有利于提高工作效率。四是防治颈椎疾病。步行时如昂首远望、抬头挺胸、双肩大幅摆动，有助于调整长期伏案的姿势，防治颈椎疾病。五是提高睡眠质量。每天坚持走路，可提高夜间睡眠质量。特别是睡前走路，有助于快速睡眠。六是预防骨质疏松。经常步行可增加钙源的沉积，减少钙的流失，从而使骨骼变得强健，降低患骨质疏松的可能性。

"健行俱乐部"每个月不定期组织活动，行程不定，有许多徒步线路可以选择，有山路、海岸路线、乡村路线、长距离路线等等。最短的6英里左右，长的会从英国最南部一直走到最北，路上还要住上几天。没有人能够准确说出英国的这种健行活动始于哪个年代，问了好几个驴友，有人说一百多年了，也有人说至少三四百年历史。不管怎样，这种活动在英国人的生活中极其重要。我曾在一本书中读到：在英国，政府为了公民的健康，设置了长达2万英里的步行小道，路上指路牌、扶手等方便步行的设施一应俱全。想想看，英国国土才多大？

虽然我到诊所上班以后，每周只有周日才能休息一天，但我们全家还是加入了"健行俱乐部"，并参加了几次凯瑟琳组织的活动，每一次都留下深刻的印象。其中最具特色的一次是沿着古老的运河河道步行的运河行，另一次则是雪中走丘陵。

伦敦摄政公园以北郁郁葱葱的森林中，流淌着一条蜿蜒曲折的人工运河。运河深藏在林木掩映的浓浓绿色中，恬静而安详。运河是英国工业革命时代的黄金水路，从伦敦连绵不断向北延伸几百英里，一直通往伯明翰、苏格兰等地。河道依地势而建，宽窄不一，宽的地方约 6 米，窄的地方 3 米左右。运河两岸树荫笼罩，曲径通幽，隔一段就有一座船闸，百年石桥或铁桥横跨其间。沿运河的大部分小路被英国政府开辟成了供人们远足的运河长廊，小路干净平整，沿途有酒吧长椅供人餐饮休息。

我们按照通知要求在伦敦北部一个小镇的火车站集合，健行队伍中大部分是全家一起出行，老老少少很是壮观，也有的是朋友结伴而来。一队人马走过两条街道，到了一个像船坞一样的地方，大家围拢着，听凯瑟琳讲了注意事项之后，便开始沿着运河一路向西北方向走。当时是英国的深冬，但是运河两旁仍然是葱绿一片，羊儿、牛儿、马儿点缀其间。据驴友们说，这段路是运河的精华地段。太阳光下，河水泛着涟漪静静流淌；野鸭、鸳鸯漫游水面；鸽子在树林和运河之间盘旋；行人悠闲散步两岸。岸边，一幢幢用雪白的大理石砌成的英式别墅，是非富即贵的上流人士的居住地。运河流到这里也尽显风情：茂密的林木下落英缤纷，碧波和岸上华贵的别墅交相辉映，时而，私人游艇击浪而过，增添了一份浪漫与美好。

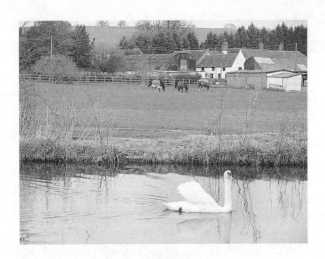

运河景色

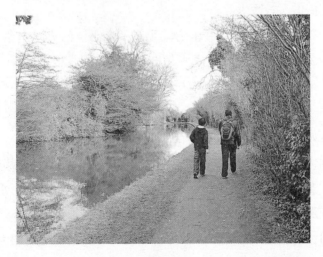

运河行

　　运河每过一段就出现一个码头，有很多窄窄的船依次停泊在那里。凯瑟琳告诉我，这些船一部分是英国下层阶级的

182

"家"，一部分是供旅游者休闲的旅店，船主们一年四季以船为家。

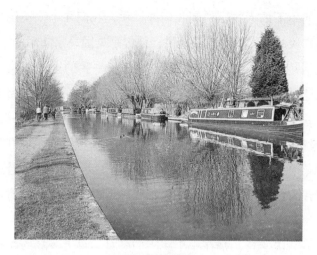

运河上的窄船

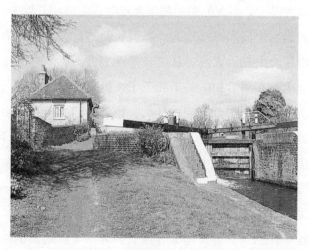

运河船闸

到达一处休息地，我看到一位英国老人靠在船头，怀里抱着一条狗，头上戴着顶旧毡帽，满脸沧桑，看起来有点像狄更斯笔下的人物。他朝我们挥挥手，我们几个人不约而同与其攀谈起来。他很爽快地说，他曾是英国皇家陆军的军人，退伍后用5万英镑买了这只船。"这就是我的全部家当。我每天驾驶小船，漫游英格兰。"他说，"我已在英国水路上生活了9年……"我问他："你会不会感到孤独？"他一笑道，"我没有房子，但生活很充实丰富。"是啊，放慢生活的脚步，任身心在水上漂泊，在运河畔的酒吧驻足，小心地通过船闸，让自己陶醉在这宁静的氛围中，何尝不是一种惬意的生活呢？

另一次驴行，是在一个飘雪的冬日。早上一场纷纷扬扬的大雪只用了半个多小时就铺满了眼前的世界。英国的雪来得快也去得快，当我们到达集结地点时，雪已经开始融化了，路边的泄水沟流水哗哗地响。那天我们的目的地是一个无名的小山丘。山丘不太高，从集合地点望去，那个小山丘已经隐隐地出现在雪后初晴的阳光下了，但是凯瑟琳却在点名的同时统计大家中午都要吃些什么，她说我们大概在午后2点左右到达，看来路途不近，还真是应了那句"望山跑死马"的俗语了。凯瑟琳说山丘上有一家百年酒吧，我们要在那里吃午饭，大家基本上都点了英国的经典快餐 Fish & Chips（炸鱼和薯条）。

我没有想到下雪天还会有这么多人参加活动，也许对于以步行为体育锻炼的人来说，什么日子出门都是一样的。这支庞大的队伍中年龄最大的80岁，健步走在最前面，最小的只有 5 岁，跟跄地跟着他的爸爸。凯瑟琳拿着一本俱乐部编制的徒步旅游手册，走在队伍的中间，手册上还有她自己做的一些标志，俨然是个专业的领导者。大家的行头都是十分专业的：背包里装着防水袋套着的地图、水壶，手拄步行杖，脚穿柔软的防水靴。

原以为选择在萧瑟的冬日驴行多少会有些乏味，但我真切感受到英国政府在设计这些步行线路时的良苦用心。我们今天走过的路，看似平坦，走起来却是蜿蜒起伏，到处都是缓坡，蛛网般的小路藏匿在枝繁叶茂的参天大树，以及时隐时现的丛林绿篱中。偶尔从小村庄的边缘通过，家家户户门前屋后的花草、空中时而飞过的鸟儿给这个冬天平添了一份热情。步行的终点是一个用红色砖块砌成的精致的小酒吧，它俏皮活泼地伫立在山坡上的农田旁。雪白的绵羊、黑白相间的憨憨奶牛，还有白色或褐色的威武俊美、体态优雅的马匹悠悠地在周围散着步。酒吧内用鲜花装饰着，温馨美丽，橱柜里摆满造型各异的有趣玩意，老板不紧不慢地打理着生意，一派安详和谐的气氛。雪后的天气又湿又冷，驴友们都进了屋，跟主人打着招呼，自己到吧台里面冲起了咖啡。老板娘把大家点的食物送到每个人桌前，热情地招呼着。这样的场景不由得让我想起 Jane Austen（简·奥斯汀）和 Bronte（勃朗特）三姐妹笔下描述的乡村生活……

三十一

健步在如画山水间

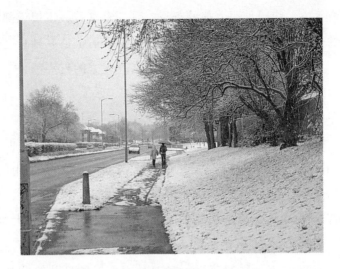

雪中驴行

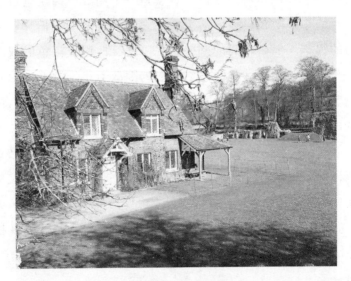

步行终点的小酒吧

三十二、伊恩大叔的退休生活

房东伊恩大叔已经 67 岁了，在我们居住的赫特福德郡的小镇上有两套房子，一套供他和上高中的儿子居住，一套租给了我们，还有一套位于东伦敦，租给了一家外卖店。要说这位大叔钱包鼓鼓可尽享退休生活了，其实不然。

一次，我们家厨房的下水道有些堵，先生出差不在家，我求助于伊恩大叔。他穿着一身深蓝色的工作服，带了全部的工具来修理。我惊讶于他专业的修理程序，忍不住问他怎么会有这些工具。伊恩大叔自豪地说，退休前他就是做房屋建筑和装修的，他有全部的上岗证，包括电工、水暖等等，他家房子的装修就是以他为主做的，他很享受这门手艺。伊恩大叔说，英国的人工费用特别高，这门手艺还可以挣钱，以至于他退了休也舍不得放下。下水道修好，伊恩大叔说收房租的时候再跟我算工费。第 2 个月收房租时，他却只字未提，我提醒他那次的工钱怎么算，他那如福尔摩斯一样的小胡子翘了翘说："小事一桩，算了吧！"

一直想感谢伊恩大叔，却苦于没有机会。这一天机会终于来了。诊所引进了足浴设备，请来了专门的足疗按摩师，我为伊恩大叔做了预约，在听我简单介绍了足疗的保健作用后，他非常高兴地答应来诊所体验一下。

周六一大早，伊恩大叔头戴安全头盔，一身紧身骑行装，推着一辆时髦的自行车，运动范儿十足地出现在诊所门外。要不是他洪亮的嗓音，我都没有认出他来，"您这是从哪里来啊？"我好奇地问。"咱们镇上啊。""那要 40 多公里呢，您一路骑过来的？"我惊讶道。"我每周都骑车去伦敦看看房子，大概骑 1 个多小时。"伊恩大叔爽朗地回道。

陪着伊恩大叔走进足疗室，按摩师小刘先询问伊恩的既往史。伊恩大叔说，他以前血糖和血脂都偏高，自从退休后爱上了骑行，现在正常了，只是前列腺轻度肥大。医生说骑行的时间不能太长，建议他每周 1 次，每次不超过 3 个小时。

泡完脚，小刘开始给伊恩大叔做十二步保健足疗。

第一步，含苞未放：把脚擦干后，涂抹润肤油；

第二部，金鱼摆尾：双手横向拍打小腿及双脚外侧，起到放松肌肉的作用；

第三步，隔墙有耳：双手握住一只脚，向内稍用力挤压；

第四步，仙鹤展翅：双手在脚背处上下搓至脚部发热，起到循环血液的作用；

第五步，细水长流：一只手抓住 5 个足趾，另一只手从 5 个足趾的趾根向后按压至足后跟，从大足趾按起，依顺序按压至小趾，有利于疏通经络，排泄体内废物；

第六步，蜻蜓点水：以食指轻刮大脚趾，并点按大敦穴（大拇趾靠第 2 趾一侧甲根边缘约 2mm 处），能够改善头痛头晕症状，镇静安神；

第七步，火烧连营：以中指或食指关节按压涌泉穴（足前部凹陷处第二三趾趾缝纹头端与足跟连线的前 1/3 处），然后用一只手掌快速搓擦足底，至发热时，将手掌劳宫穴（手掌心第二三掌骨之间偏于第3掌骨，握拳屈指时中指尖处）对准涌泉穴按压，以使热量深透足内，能够平衡身体阴阳，防止心血管疾病，缓解胸闷症状；

第八步，仙人指路：一手握足部，另一手拇指与食指逐个捻揉五趾，轻度牵拉并旋转足趾，可以清脑提神，增强记忆力；

第九步，重于泰山：一手握住足趾，用另一只手的大鱼际从足内侧和足外侧的足趾部向足跟部推按，先从足外侧开始；再推按足内侧，然后用双手掌分别放置足内外侧做用力压挤与擦搓，可预防脊柱和淋巴系统疾病，提高免疫力；

第十步，排山倒海：先用拇指按压解溪穴（足背踝关节横纹中央凹陷处，拇长伸肌腱与趾长伸肌腱之间）、中封穴（足背侧，足内踝前，商丘穴与解溪穴连线之间，胫骨前肌腱的内侧凹陷处）、丘墟穴（足外踝的前下方，当趾长伸肌腱的外侧凹陷处），然后一手握住脚踝，一手握住足前掌，按顺时针和逆时针方向转动数次，可疏通脉络，防治肝胆疾病，增加脚部血液循环，增强人体体抗力；

第十一步，跟踪追击：用大拇指与食指侧面用力对捏、揉按足后跟两侧，并对捏昆仑穴（外踝后方，外踝尖与跟腱之间的凹陷处）、太溪穴（内踝后方与脚跟骨筋腱之间的凹陷处）两个穴位，然后用拳头叩打足后跟数次，有利于生殖系统保健；

第十二步，大功告成：一手轻轻握住踝关节上方，另一手握拿足掌，顺时针和逆时针旋转踝关节数次。屈伸踝关节，拇指推揉足涌泉穴结束。

全套过程需要将近 1 个小时，看到伊恩大叔满足地靠在诊疗椅上打呼噜，我退出了治疗室。

我国是足部疗法起源最早的国家。几千年前就有关于足部按摩的记载。苏东坡曾大赞："热浴足法，其效初不甚觉，但积累百余日，功用不可量，比之服药，其效百倍。"连接人体脏腑的十二条经脉，其中有六条起于足部，这六条经脉又与手之三阳经、三阴经相连属，循行全身。奇经八脉的阴跷脉、阳跷脉、阴维脉、阳维脉，也都起于足部，冲脉有分支到足部。脚是足三阴之始，足三阳之终，双脚分布有六十多个穴位。经络学说认为：双足通过经络系统与全身各脏腑之间密切相连。因此，脏腑功能的变化都能反映到足部上来。足浴与足部按摩，正是通过刺激这些穴位，促进气血运行、调节内脏功能、疏通全身经络，从而达到祛病驱邪、益气化瘀、滋补元气的目的。

现代医学认为，脚是人体的"第二心脏"，脚有无数的神经末梢与大脑紧密相连，与人体健康息息相关。人的脏腑器官与足底穴位是一一对应的，足部按摩通过刺激反射区增强大脑传导信号，改善人体内分泌和血液循环，调节机体生理环境。

伊恩大叔离开诊所的时候，我正好忙着。据小刘说，他非常满意，交了一个疗程的费用，预约了下次的足疗时间。

下班时，伊恩大叔给我打来电话，感谢我让他体验足疗，说他一直以为骑行是最好的保健，没想到安静地做一次足疗，骑行之后的疲劳感都消失了。这一动一静的结合，让他浑身充满了活力。

的确，自行车骑行在英国是除了步行之外最流行、最普及的全民健身项目，自行车曾经仅仅是一种体育器械。近年来，在英国乃至欧洲各国，凭借无污染、零排放的优势，骑车出行被贴上了流行的绿色标签，回归成一种交通出行方式，而且俨然成为一种时尚的生活方式。在大街小巷，都能看见潇洒来去的"骑士"。伦敦的大部分街道没有专门设立"自行车专用道"，人们似乎已经习惯了在呼啸的汽车中穿行，看的人惊心动魄，骑的人却怡然自得。自行车敢于在伦敦街头"横行霸道"，源于伦敦居民对自行车的推崇，在这里，骑车享有"特权"：在火车和地铁上，经常可以看到将折叠自行车推进车厢的人，在伦敦，这已经不是什么新鲜事了。每逢节假日，常常看见外出度假的轿车顶上载着大小不一的自行车招摇过市，想必是合家出游准备自行车越野赛吧！在伦敦偌大的国家森林公园和伦敦周边的许多美丽小镇，可以碰见各种组合的骑车族，他们骑车观景，既健身又悦目，给伦敦平添了一道美丽的风景线。据英国《每日邮报》报道，英国交通部所做的一项全国出行调查结果显示，越是富有的英国人，骑自行车的里程就越长。调查发现，与英国最贫穷的 1/5 人口相比，该国最富有的 1/5 人口，平均每年骑自行车出游的路程长度是前者的 5 倍。选择骑车这种绿色出行方式已成为一个人受过高等教育、有责任心的表现，也是自信的表现。

　　剑桥大学城更是被称为"自行车之都"，城内很少有汽车行驶，校园内更是如此。师生们几乎都骑自行车往返于宿舍、教室、商店和游乐场所之间。他们大多把竹编的车筐放在自行车前后，用以放学习用具。城内街道边缘划有粗粗的黄线，

三十二　伊恩大叔的退休生活

191

黄线以内是自行车道，仅一尺宽。剑桥人的车技也够棒的，在这样窄的车道上骑车，居然还经常与汽车比赛！

英国人骑自行车有个不成文的规定，没有车铃可以，但没有车灯绝对不行。原因很简单，英国秋冬季雾多。下午四时，所有车辆必须开灯行驶，自行车亦不例外。一次，儿子和几个同学骑车去上学，因为班里有活动，放学时天已经黑了，值周老师站在校门口一个个地检查车灯，凡是车灯不亮的，都让推回了学校，一律不许骑出校园。

伦敦的市长伯瑞斯·约翰逊就是个自行车迷，他正在进行一场"自行车革命"。在他推行的一系列政策里，让人感触最深的就是"自行车租赁计划"。租车点星罗棋布，随租随还，信用卡、身份证和护照任选一个租借就可以。如果你想骑车游览英国，那么加入"自行车旅行俱乐部"好了。这个由全英自行车爱好者组成的协会，在各个城市设有分会，为自行车爱好者提供各种信息。

英国一项研究表明，骑自行车和跑步、游泳一样，是一种能改善人们心肺功能的耐力性锻炼。它不仅能锻炼肌肉关节、减肥、匀称身材，而且还能强化心脏功能，防止高血压，同时可以起到预防大脑老化、提高神经系统敏捷性的作用。经常骑自行车的人健康状况相当于比自己年轻 10 岁的人，而那些到了 50 多岁仍坚持定期骑车的人，则可以使自己的预期寿命平均增加 2 岁。

无论天气如何，每逢周末，伊恩大叔都坚持他的骑行运动，同时，对足疗也产生了浓厚的兴趣。用他的话说，足疗和他的骑行运动是"Bring out the best in each other（相得益彰）"的。

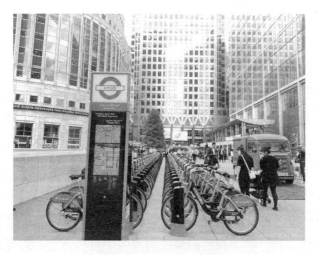

伦敦市中心的自行车租赁点

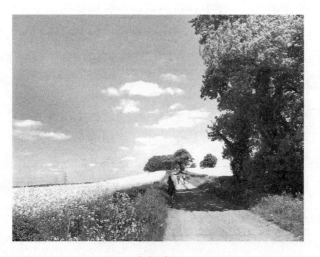

乡间骑行

三十三、情归何处——中医诊所里的爱情

    莉莉是一位清秀的上海姑娘，刚刚从威尔士的Swansea University（斯旺西大学）硕士毕业，应聘了我所在中医公司的医助工作，被派到我们诊所实习一个月。正赶上前台娜娜回国休假，莉莉很快就承担了娜娜的全部工作：站在寒风中发诊所的宣传单，卸下整箱的草药并分装在药斗里，向顾客推荐疗程，介绍服药方法及注意事项。时间过得好快，转眼一个半月过去了，实习的最后一天，莉莉执意要请诊所经理和我吃饭。

    诊所所在的商业街拐角处有一家小小的中餐馆。跟普通的中餐外卖店不同，这是一个颇有情调的小店，朴素的白墙上有不少传统的中国年画与对联。落座之后，服务生很快端上冒着热气的乌龙茶，让人有恍如置身国内传统茶楼的感受。

    点好菜，莉莉举起茶杯，对诊所经理和我说："我以茶代酒，谢谢两位老师对我的关心，我在这里的一个多月学到了很多东西！"记得莉莉第一天来诊所上班时长发飘飘，经理让她把头发扎起来，严厉地对莉莉说："你不知道公司规定吗？上班不可以梳披肩发！"莉莉眼眶里噙着眼泪，跟我走

进诊室，撩开头发，让我看她的两个耳郭及周围增厚、粗糙、皲裂、上覆痂皮以及鳞屑的皮肤，莉莉说这种情况已经半年多了，用了很多药膏也不见好转，经常痒的无法忍受，而且越抓越痒。为了遮掩皮损带给她的难堪，她只能留披肩发了。我跟经理说了莉莉的情况。经理给莉莉设计了一个发型，既能符合公司要求又能遮盖住两耳的皮损，还给莉莉免费做了过敏源检测。莉莉还有食欲不佳，易疲劳，月经量少等症状。查其面色萎黄，舌质淡，舌苔白，脉细。我以吴谦《医宗金鉴》养血息风润燥的地黄饮加减处方：

熟地黄 15g   生地黄 15g   玄参 15g

牡丹皮 15g   红花 10g   白蒺藜 15g

当归 10g   地肤子 12g   甘草 6g

莉莉的病中医诊为旋耳疮，是指旋绕耳周而发的疮疡。多发于耳后缝间、耳前或耳郭，以局部潮红、水泡、糜烂、结痂及皲裂为主要特征，患处有灼热、瘙痒、疼痛感，相当于西医的外耳湿疹。

过敏源的检测结果表明莉莉并没有明显的过敏物，几副药之后，莉莉的症状时好时坏。我开始考虑用偏方进行治疗。一次我在我家附近一处朝阳的草坪里发现了大片的蒲公英，赶紧采了，加大米煮成稀粥给莉莉带来。连着喝了十几天，感觉也是治标不治本。"还要谢谢您的蒲公英粥！"莉莉朝我举杯。

从聊天中的得知，莉莉已经跟公司申请到威尔士的一家诊所做医助了。经理惋惜地说："那个诊所病人不多，你那么能干，不如留在伦敦更有发展。"莉莉羞涩地一笑说："我妈妈已经在上海的一家银行为我找了一份工作，但是我不想马上回去，1年以后吧，等我的男朋友毕业了，我们一起回上海。""你的同学吗？"我和经理几乎异口同声地问。"他是医学硕士，印度人，一会儿你们就能能见到他。只是我父母到目前为止还不能接受他，他们希望我回上海嫁人，可是上海的小伙子真的没有入我眼的啊。"莉莉虽然咯咯笑着说，但是眉宇间还是掠过一丝愁云。我飞快地在脑海中搜索——在我所认识的人里面，还真没有嫁给印度人的中国姑娘。"又是一桩跨国恋，你们要是真心相爱，一定要先说服你的家人接受你的男朋友，还要让他的家人也接受你。也许，回中国应该是一个不错的选择。"经理悠悠地说着。话音未落，莉莉站起来走向门口，挽着一位个子高高，肤色棕黑的小伙子向我们走来。小伙子浓眉大眼长睫毛，典型的南亚人，"你们好，我叫辛格。"这位斯旺西大学医学的硕士，用中文跟我们打着招呼。因为要帮助莉莉收拾行李并且赶火车回威尔士，辛格要和莉莉一起提前离开，分别时，经理提议我们为他们的爱情举杯。

把莉莉和辛格送到餐馆门口，发现外面已经淅淅沥沥地下起了小雨，回到餐桌前，我和诊所经理相视而坐。"能跟你这么安静地坐一坐真好，就是在北京咱们也不一定有这个机会啊。人哪，都是缘分！"是啊，1年多了，我只知道经理也来自北京，在这家中医公司工作5年了。公司上上下下老老少少都叫她"王姐"。她十分要强，从我来诊所的第1天起，

196

王姐就告诉我，这家诊所是公司在英国开的第 1 家，也是做得最好的一家。她在这里做了 3 年，每年的门诊量和销售额都是第 1 名。1 年多来，我和王姐一起，保持住了年度第 1 名的业绩，还创了好几次周、月销售新高，多次被公司通报表扬。王姐端起酒杯跟我碰了一下，欲言又止的样子。我连忙说："感谢王姐，您让我明白一个人无论在哪里都要让自己做到最好！"两行热泪忽然从王姐的脸上滚落下来，她终于向我敞开了心扉。

王姐是 20 世纪 80 年代初去美国留学的。在美国，她遇到了自己的初恋，她的同学——一位美国黑人。当她把这个消息告诉在北京的父母后，家里如同爆炸了一般，坚决反对。被爱情冲昏头脑的王姐坚决地和家里断绝了来往，和黑人结了婚，很快有了一个混血的宝贝儿子。虽然生活中因为习惯、文化等的不同，俩人有一些小的摩擦，但是她的丈夫单纯、善良，典型的菩萨心肠，三口之家的生活还是快乐的。一转眼十几年过去了，儿子被哈佛大学录取，一家三口开车在高速路上遇到车祸。她丈夫的驾驶部位和前车相撞，当场死亡，而儿子所在的副驾和王姐坐的后座却毫发未损，警察勘查现场时说，这种情况就是驾驶员为保护车上的其他人在瞬间做出的决定，非常了不起。安葬了丈夫，懂事的儿子让妈妈回中国散散心。然而当王姐时隔 20 年跨进父母的家门时，她的哥哥却告诉她，父母已经相继去世了，因为思念她，去世时都不肯闭眼。王姐带着无尽的遗憾回到美国，但是无论如何也不愿面对原来的一切。后来经朋友介绍，王姐来到英国，一晃 5 年了，儿子在美国也有了一份很不错的工作。王姐说她不打算回美国和中国了，已经通过了《Live in the UK》(《生活在英国》，英国永居和入籍考试)，准备拿英国的永久居留权了。她说她到现在也不明白为了爱情远离家乡，连父母的最后一面都没见到，让父母带着遗憾离开人世到底值不值得。

这位1年多来在我面前俨然是一位女强人的王姐，她的背后，竟有如此凄美的跨国爱情。我想，只有把生命、世俗都置之度外，爱到燃烧掉灵魂的痴爱人们，才会做出这样的抉择吧。

"我理解莉莉，她不容易。基本上，国内的家长都能接受华人与白人的恋爱，但却很难接受华人与印度、巴基斯坦、土耳其或非洲裔人的跨国婚恋。这些可能都是偏见，但当你自己要做决定的时候，这些来自自己或者他人的偏见，就会起到很大作用。"王姐像是对我又像是对自己说着，"我们在公开的场合都会说反对'种族歧视'，也很反感别的民族歧视我们华人，但其实我们自己又何尝不是带着一种歧视的眼光在看别人呢？"

我突然意识到之所以莉莉的治疗效果不甚显著，是因为我更加关注疾病本身，而对莉莉的心理健康状况关注不够。湿疹的病因尚不十分清楚，一般认为是由内外多种因素互相作用的结果。很多临床研究和实验都证实，心理因素对皮炎湿疹的影响很大，在湿疹的发生、发展、治愈和预防方面起着重要的作用。各个年龄段的人有各种不同的心理活动，同一年龄段的人也有不同的工作和家庭情况，社会发展快速，竞争激烈，需要人们有很强的心理承受能力。像莉莉这样身处异国，经历着跨国恋情，不但要跨越文化与种族的藩篱，还要承受来自自我以及外界的压力，心里负荷太重。这一切，就会影响人体的自主神经调节功能，进而影响机体的免疫功能和内分泌功能，表现在皮肤上，就会诱发湿疹和皮炎。治疗这类疾病，必须注意调节好患者心理，做到内因和外因相结合，标本同治，方能获得好的疗效。

三十四、爱如荷风，情如潭水

　　莉莉走后的第 2 天，娜娜结束休假回诊所上班了。和莉莉相比，娜娜的爱情是幸运的。她的男朋友哈维是名牌大学的毕业生，有一份很体面的工作。娜娜虽然是独生女，但是性格独立。她的父母对于娜娜在哪里定居并没有明确的要求，对于女儿要嫁一位英国女婿，两位老人也没有反对，只是说让娜娜看准人，希望她过得幸福。而娜娜跟我这个大媒人的谈话，也从最初的一切都好，变成了"鸡毛蒜皮"。爱情无国界，但除了谈谈情、说说爱，生活更多时候是琐碎的"一地鸡毛"。娜娜说她现在最怕过周末，因为一到周末就得陪哈维去参加他朋友圈子的聚会。"他们讲的笑话，我完全听不出笑点在哪里。"娜娜无奈地告诉我。而每次娜娜带哈维去参加中国同学的聚会，他也基本上很难融入。"中国人在一起，大家都还是习惯说中文，哈维和大家也没什么话题，气氛就变得很尴尬。"除此之外，娜娜觉得自己和哈维在"经济问题"上也存在着观念上的差异："他很讲求公平，习惯 AA制。虽然我自己也觉得女生在经济上应该独立，而且也认为不应该都让男生付钱，但我还是不习惯太刻意的 AA 制。"娜娜说，这些都是"易燃易爆品"，经常成为两人起摩擦的导火索。"不过，他对我很好，而且我们也是因为真心相爱才在一起，所以不想就这么放弃。"哈维新买的公寓已经可

200

以入住了，娜娜邀请我参加这周末他们的 House-warming Party（新房派对）。

　　一直以为过了春节就是春天了，如果在北京，这飞扬的轻飘飘的白色花朵一定是柳絮了，一样的白色，一样的轻盈，然而，这却是二月伦敦的雪花。英国气象专家认为，这是英国 18 年来最大一次降雪。学校已经全部停课，很多商店也都关了门，而我们的预约本上只有两位患者取消了预约。为了那二十几位预约患者，诊所的全体人员冒雪准时上班。雪中的伦敦别有一番景象，雪花落地即化，路上湿淋淋的，倒映着街区的影像。

　　我浏览着预约本上的患者名字——索菲亚，这位请了一个半月假的优雅老太太，今天要复诊了。她是王姐的朋友，大约 1 年以前，王姐带她过来让我用中药给她调理。索菲亚颇具气质，一丝不乱的头发，过膝的风衣，得体的套裙，搭配着肉色的丝袜，让人感觉到她身上那种独特的贵族气质。你绝对想不到，她是一位 60 岁的卵巢癌患者。那时的索菲亚，已经做了完全子宫、双附件、大网膜切除术 4 个月，化疗了 2 个疗程，但肿瘤标记物未降至正常，白细胞只有 2.0×10^9/L，血小板降到 4×10^9/L，因为血象低，被迫停止化疗。当时症见午后低热，神疲乏力，心悸烦躁，腹胀纳少，尿少便干。查其舌质淡，舌边尖红，中有裂纹，舌苔薄微黄，脉细弱。应属气阴两虚之证，法当益气养阴、退热除烦。方药：

生黄芪 20g	太子参 15g	白术 10g	白芍 10g
麦冬 20g	生地 10g	天花粉 15g	北沙参 30g
五味子 6g	银柴胡 10g	丹皮 10g	丹参 15g
柏子仁 10g			

用药第 4 天，索菲亚就打来电话，说她的白细胞已经升到了 3.0×10^9/L，一周复诊时，达到 5.3×10^9/L，血小板升至 65×10^9/L，一个月后，索菲亚的血象恢复正常，各种不适症状消失，在中药的保驾护航下，她顺利完成了其余 6 次化疗，血象始终在正常范围，肿瘤标记物也降至正常。2 个月前，索菲亚幽默地对我说，她感觉现在的状况比生病前还要好，她要请假，陪她的先生去做一件重要的事情。

《灵枢·百病始生》指出："风雨寒热，不得虚邪，不能独伤人。卒然逢疾风暴雨而不病者，盖无虚，故邪不能独伤人。此必因虚邪之风，与其身形，两虚相得，乃客其形。"说明了发病的决定因素在于人的内在环境，癌症发病更是如此，内环境失衡，脏腑功能失调，遂发生肿瘤。而癌症患者在接受化疗或放疗时会给机体带来各种毒副作用及损伤，致使化疗或放疗中断或无效。大量事实证明，对症服用中药可以起到取长补短的作用，减少化疗药物或放疗的毒副反应和副作用，同时可以提高患者对化疗、放疗的敏感性，增强放疗、化疗的效果。索菲亚在化疗后，由于其造血机能被抑制，出现了气阴两虚的证候，遂采用益气养阴法治疗，从而达到恢复正常气血运行的目的。

1 年来，每当周一教堂的钟声敲响 12 下，索菲亚都会准时出现在诊所，即使在今天这样一个雨雪交加的日子。她化着淡妆，银灰色的头发梳得整整齐齐，精致的亮蓝色丝巾折叠在胸前，一对拇指指甲盖大的金耳钉非常显眼，胸前还有一串和耳钉配套的金项链。黑色丝袜、黑色的皮包配着灰色的套裙、黑色的长风衣，尖头小跟 ECCO 鞋上虽然有着斑斑水渍，但也挡不住那优雅而迷人的气质。

索菲亚的身后，跟着一位黑人，黑黑的皮肤，明亮的眼睛，洁白的牙齿，上身是一件得体的西装，下身是牛仔裤，脸上带着绅士般的微笑。王姐跟他熟络地打着招呼，叫他迈克尔。索菲亚扶着迈克尔的胳膊，给我介绍说："这是我的丈夫，他咳嗽得很厉害，你给他看看吧。他是骨科大夫，在你治好了我的病之前，他可是不信中医的！"

迈克尔咳嗽声重，喉痒，痰稀色白，典型的风寒袭肺证。我给他按照杏苏散处方。在等待抓药的时候，索菲亚绘声绘色地说起她和丈夫的这次旅行，原来他们是去美国参加奥巴马的就任典礼，这是首位非裔美国总统，索菲亚说，迈克尔说奥巴马跟他有着相似的经历，他一定要去支持他。

送走索菲亚和迈克尔，王姐给我讲了他们两人的故事。索菲亚出身英国中产家庭、受过良好教育，传统而严格的欧洲古典式淑女的教育理念，对于她已经根深蒂固，并在日常的举手投足中得以体现。大学时，索菲亚遇见了来自美国的医学博士黑人迈克尔，她说迈克尔"有种迷人的男子气概，头脑聪明且能言善辩"。两人一见钟情，迅速堕入情网。到谈婚论嫁的时候，索菲亚的家人都不许迈克尔踏进他们位于伦敦富人区的家门一步。英国虽然是多种族国家，但是索菲亚的爸爸绝对是一位极端的种族主义分子。他不允许家里人看任何有黑人出现的电视节目，"更不允许有黑人出现在我的房间里"。而索菲亚认为，人类肤色不同，本质却是一样的。于是，为了爱情，索菲亚毅然放弃荣华富贵的生活，嫁给了迈克尔。30多年来，两人恩爱如初，虽然膝下无子，虽然会有世俗的目光掠过，但是爱情并没有褪色。

迈克尔就是介绍王姐来英国的人，她是王姐丈夫的好友，王姐说离开美国她才获得了新生，她很感谢迈克尔。在得知索菲亚做了卵巢癌手术之后，王姐下班后几乎天天去陪索菲亚，并介绍她来看中医。看着索菲亚一天天恢复，王姐从心底感到欣慰。迈克尔现在已经是伦敦一家医院知名的骨科专家了。从奥巴马竞选总统开始，迈克尔就是狂热的支持者，奥巴马竞选成功，几乎不太喝酒的迈克尔和一群黑人朋友到酒吧喝了个通宵。

我正为索菲亚的爱情感动着，突然发现一个可爱的小女孩站在我跟前，正抬头看着我，金黄的头发，蓝蓝的大大眼睛，忽闪闪的长睫毛，活脱脱一个洋娃娃。孩子含混不清地说着妈咪爸比之类的话，王姐已经跟一对男女青年打上了招呼。男青年很帅气，高高瘦瘦，台湾人，大学毕业后在这家诊所做过医助；工作中认识了来看病的英国姑娘克莱尔，两人结了婚，混血女儿已经快两岁了。今天路过诊所特意来看看王姐，还带来了台湾高山茶。他们告诉王姐，正在合写一本关于台湾与英国茶文化的书。

爱如荷风，情如潭水——生活中的跨国恋情一直在无间断上演。国界对于婚姻来说，界限已经越来越模糊。在异国他乡邂逅一段天赐的情缘，或是与异族的人坠入爱河，这本身就已经是一个浪漫剧本的开头，接下来只需进入角色，或悲或喜，演一出缠绵。婚姻本来就是人生中一个漫长的旅程，跨国婚姻双方来自不同的背景，有可能会发生很多摩擦，但双方如果能积极克服障碍，我想这样的婚姻无疑是经得起考验的。

三十四 爱如荷风，情如潭水

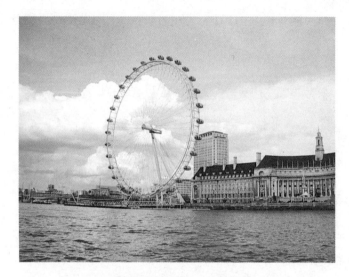

三十五、医者仁心

伦敦标志性建筑——伦敦眼

又是一年黄水仙花开时，天空依然是干净的湖蓝色，阳光明亮而温柔，微风带着海洋的湿气，一丝丝渗入肌肤。已经是夏令时晚八点，日光仿佛也跟着拨回去的时针一起被逐渐拉长，落霞把伦敦希斯罗国际机场渲染成一幅油画。

我曾经有些讨厌这个国家：讨厌她的气候无常——阴晴风雨常常在几个小时内一一展现；讨厌她的食物没有品位——单调的三明治和土豆居然是宴会上的主食；讨厌她的墨守成规——让简单的事情在这里变得很繁琐；讨厌她昂

贵的物价——换算成人民币需要把价签乘以十……两年之后，我又好喜欢她：喜欢她的彬彬有礼；喜欢她新旧建筑相映成趣；喜欢她有世界上最多的免费博物馆；喜欢伦敦西区那永不落幕的著名戏剧；喜欢她弯弯曲曲的街道有永远看不完的景色；喜欢雨后天空中彩虹的轨迹；喜欢蜿蜒穿过芳草和学院古堡的康河；喜欢一年四季开满鲜花的邱园；喜欢伦敦那种世界中心的感觉；喜欢那些无名却温馨的市集……我已经习惯早上起来，给全家人冲泡伯爵茶；已经习惯早餐吃Cereals（谷物麦片）加牛奶；习惯每天都可以看见各种肤色的人，习惯与陌生人互道早安与致谢，习惯即使前面只有一个人也要排队；习惯在没有车的红灯路口耐心等待；习惯了我们住的小镇的宁静；习惯把自己家的房前屋后整理得繁花似锦，绿叶青葱，不为博得路人驻足，只为讨得自己欢心；习惯了生活以一种不急不缓的节奏向前流淌……

就像今天，本来阴沉的天在我们和房东告别时突然亮起了阳光，轻轻盈盈的云彩美得不像是人间。坐车来到机场，窗外，掠过的是老式红砖房，是大片大片泛着新绿的草坪，是粉的白的艳的花树，随意一瞥，就能看到蹦蹦跳跳的小花苞。花上、叶上都是水珠，映着夕阳的光亮，感觉这个世界都清亮亮的。

一直期盼回到熟悉的环境，熟悉的家，熟悉的工作岗位，但从决定回国的那一刻，我又有诸多不舍。我舍不得离开伦敦，但又不全然是因为伦敦，而是因为1年半以来我作为一名中医人在异国他乡的切身感受。想起我怀着些许不确定，但更多是期待的心情，带着简历去中医公司应聘；想起公司把我派到位于伦敦的诊所，每天要用1个多小时去上班的犹豫；想起我和王姐的磨合；想起第 1 次接诊的忐忑；想起患者们对我的信任与肯定；想起我要回国王姐对我的挽留；我想起了朱利安组织的那次中医 BBQ，想起了克里斯汀一家、妈妈减肥团、老兵肖恩、律师西西莉亚和坚强的阿米娜；想起远在苏格兰的露西和湖区的周太……他们对中医的热忱让我欣慰；想起我为钻研疑难病例而度过的一个个不眠之夜；想起祖国经方在异国获得出神入化的疗效后我由衷的喜悦……那些我喜欢、讨厌、习惯的光景，标示了我在中医诊所工作的轨迹，一切恍如昨日。

古朴典雅的店面，醒目的针灸图招贴……在英国任何一个城市的中心商业区，不必费心寻找，就可以发现在重重现代商铺间跃然而出的中医药诊所。入得室内，在盈耳的江南丝竹声中，草药特有的味道混合着艾灸的香气萦绕其间，浓郁中国风的室内装潢更是抬眼可见的景致。

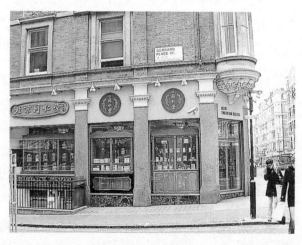

伦敦同仁堂

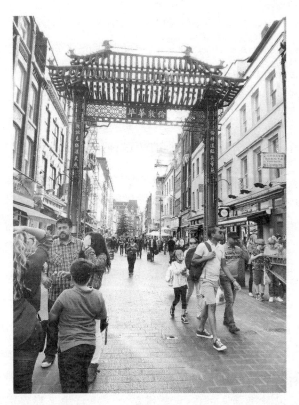

伦敦中国城

中医诊所一般由经理、医生，以及医生助理组成，按照诊所规模大小，会配备 1 ~ 2 名医生，2 ~ 3 名医助。经理主要负责全面管理，销售经营；医生负责诊疗，一般不必精通英语；医生助理主要就是给不会英文的医生和患者进行翻译，抓草药、讲解服药方法和注意事项，为患者预约就诊时间，兼卖中成药。很多留学生毕业后，没有回国，在英国又找不到工作，而留在中医诊所已经成为越来越普遍的选择，但他们通常没有受过任何医学培训。

在英国，中医诊所不允许使用西药，只能用针灸、按摩、中药来治病，病人也不会拿着一堆西医的化验单来就诊，他们只是说哪里不舒服。医生通过望闻问切，根据四诊所收集的资料综合分析，辨清疾病的病因、性质、部位，以及邪正之间的关系，概括、判断为某种性质的证，根据辨证的结果，确定相应的治疗方法，即所谓的辨证论治。记得我刚来诊所工作就感慨找到了中医本来的感觉。

印度患者艾丽娜，那位确诊后需要等待 8 个月才能做子宫肌瘤手术的姑娘，一直坚持草药和针灸治疗，月经恢复正常，术前检查发现子宫肌瘤明显缩小，本来拟行子宫切除术因此改为肌瘤切除术，术后经中药调理已经完全恢复健康，就在上周给我打来电话说怀上了宝宝；不孕症的罗斯在 2 月初冒着寒风抱着刚出生 1 周的女儿来诊所，宝贝女儿瞪着亮亮的眼睛四处张望，在我们手上递来递去，罗斯和我们每个人拥抱，一切尽在不言中；那位曾说过"看中医是看医生，看西医是看机器"的医生朱利安，一直自学《易经》，虽然不常见面，但我们一直保持联系，探讨中医的奥秘；哈维就不用说了，放弃了免费的家庭医生，有个头疼脑热就来看中医，他说只相信这种自然疗法，不仅带来很多亲戚朋友到诊所就诊，还成了中国的女婿，这难道不是"千里姻缘中医牵"嘛！

然而，就在我准备离开之时，英国的中医界传出了"倒闭""关店"的声音，大环境是英国遭遇严重经济危机，经营困难，但分析个中原因，应是咎由自取，也是历史必然。

英国是中医在海外发展最早的国家之一，由于查尔斯王子和戴安娜喜欢中医，特别是中医药对皮肤病的神奇疗效，更加速了中医的发展。20世纪90年代初，罗鼎辉等一批中医专家成功治疗西医疑难杂症的事例为英国媒体广为报道，中医一时大热，许多华人开始真正将中医药当成事业来做，开中医诊所，打出自己的牌子。但另一些商业人士，为了掘得中医这桶金，也开起中医诊所，并迅速扩张，大开连锁店，争霸市场，大批国内非中医专业的各色人等纷纷办理中医师工作签证来到英国，受雇于这些公司，违背良心和医德，与医助一起唱着双簧，对顾客猛砍猛宰，杀鸡取卵，只为老板大赚黑心钱。

　　我所在的诊所，隶属于英国数一数二的大公司，据说公司当时在全英有100多家连锁店，诊所经理王姐是公司的标杆式人物，因为她会把业绩做到最大化。比如我给患者开了六味地黄为主的汤剂，王姐就会再卖给病人一些六味地黄丸，我如果提出用药重复，会引起不良后果，王姐就会要求我把汤药的剂量开小一些，以降低药量及成本。因为在英国诊所，汤药是按副计费的，而不是按量，一副药5英镑，无论药量多少，而中成药的价格一般是国内的10～20倍。我曾因为此事据理力争，坚持按量开草药，不开中成药，王姐有时会稍作妥协，但也会在给病人预约下次诊疗时间的当口，偷偷卖中成药。还有疗程问题，为了拉住病人，增加收入，无论什么病都谈疗程，1个月1个疗程，包括草药每天5英镑，共150英镑，针灸每周1次，一次50英镑，共计200英镑，有些还要加上按摩费用，一个疗程350～500英镑不等，3个月以上叫作大疗程，会有一定的优惠，一般是送一些价格低的中成药。记得有一位感冒的患者，本来慕名而来，我给她开了3副汤药，王姐却跟她谈了1个月的疗程，这位患者勉强交了钱，却再也没有来过。有的慢性病患者看过1次之后效果很好，被王姐忽悠出3个月的大疗程，收完钱，王姐总是提醒我，"悠着治，不要很快治好，治好了患者会退费的……"我始终不解：医者仁心，岂能和利益博弈？

飞机已经离开跑道，不列颠岛在机身下变得越来越小，我知道，所有复杂的情绪都要在这里结束。但愿国外中医人能够坚守中医的阵地，把中华医学的智慧传统和中华文化的敦厚品格，播种在异国的土地上，一路走下去……

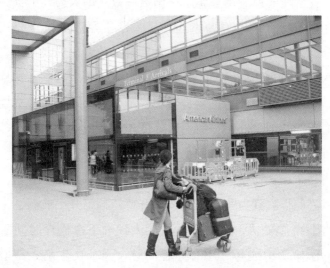

告别伦敦

后　记

　　因为先生被派到英国工作，我们全家在英国生活了两年；因为不甘心沦为家庭"煮"妇，我获得了在英国中医诊所工作的机会。如今回国了，一切又恢复了平常。但是脑海中怎么都抹不去那段日子的回忆。夜阑人静，我总是翻看以前的日记和照片，那中医创造的神奇；那不一样的风景；那些人；那些事……我决定重拾那段回忆，我在回忆中感悟：中医——是中国的，也是世界的。

　　感谢我的恩师王文友将自己积累几十年的经验毫无保留地传授给我，用淡泊名利、不为所惑的精神感化着我；感谢我所学的专业——中医，英伦传播中医路途上的亲身实践，见证了中西文化的碰撞与融会，更加促使我对于中医传承的自觉肩负和思考，让我坚定地沿着中医辨证论治之路前行；感谢在中医诊所里和我一起工作过的同事，感谢我的病人们，感谢那些带血、带泪、带笑的故事。出于对隐私的保护，书中人名均为虚构。

　　感谢中国中医药出版社编辑田少霞老师，在图书的出版过程中给予我的指导和帮助；感谢亲爱的读者们，但愿我的经历能对大家有所帮助，但愿我的拙作不会让你们失望。

琳达